U0122283

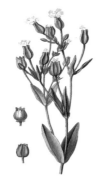

图
说经典

《神农本草经》

季 儒
关仲月 主编

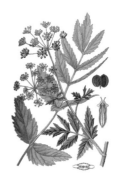

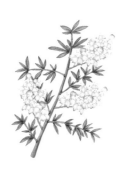

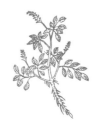

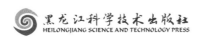

黑龙江科学技术出版社
HEILONGJIANG SCIENCE AND TECHNOLOGY PRESS

图书在版编目（CIP）数据

图说经典《神农本草经》/ 季儒，关仲月主编 . --
哈尔滨：黑龙江科学技术出版社，2024.3
ISBN 978-7-5719-1427-1

Ⅰ . ①图… Ⅱ . ①季… ②关… Ⅲ . ①《神农本草经
》－图集 Ⅳ . ① R281.2-64

中国版本图书馆 CIP 数据核字 (2022) 第 099785 号

图说经典《神农本草经》
TU SHUO JINGDIAN 《SHENNONG BENCAO JING》
季 儒 关仲月 主编

责任编辑 王化丽
出 版 黑龙江科学技术出版社
地址：哈尔滨市南岗区公安街 70-2 号
邮编：150007
电话：（0451）53642106
传真：（0451）53642143
网址：www.lkcbs.cn
发 行 全国新华书店
印 刷 哈尔滨市石桥印务有限公司
开 本 787 mm×1092 mm 1/16
印 张 16
字 数 180 千字
版 次 2024 年 3 月第 1 版
印 次 2024 年 3 月第 1 次印刷
书 号 ISBN 978-7-5719-1427-1
定 价 45.00 元

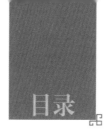

上品　植物篇

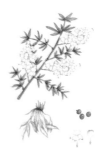

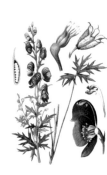

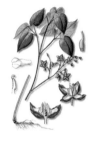

上品 动物篇

上品 矿物篇

中品 植物篇

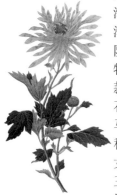

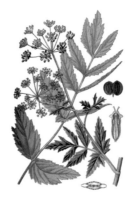

中品　动物篇

中品　矿物篇

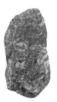

下品　植物篇

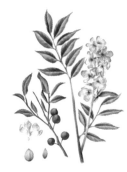

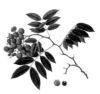

下品　动物篇

下品　矿物篇

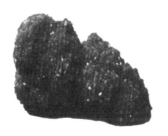

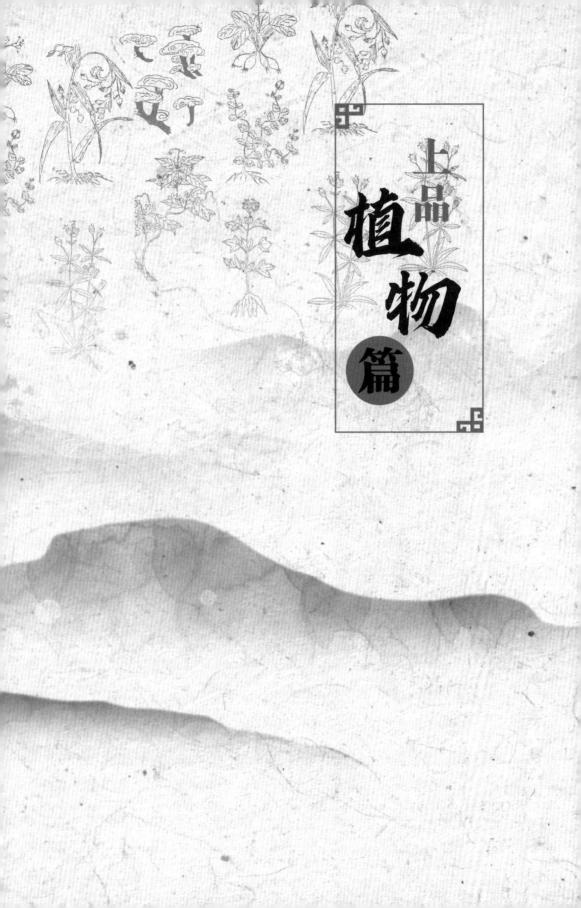

上品

植物

篇

菖蒲

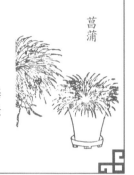

菖蒲

产地分布：分布于我国南北各地。

成熟周期：花期6-9月，果期8-10月。

形态特征：根状茎横走，粗壮，稍扁。叶基生，叶片剑状线形，叶基部呈鞘状，抱茎，中部以下渐尖，中助脉明显，两侧均隆起，花药淡黄色；子房长圆柱形。

功　　效：能除风寒湿痹、咳逆上气，开心窍，补五脏，通九窍。

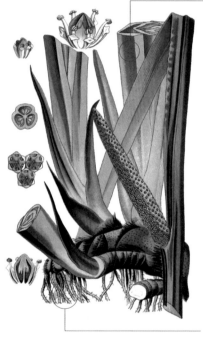

叶　[性味]味辛，性温，无毒　[主治]洗疥疮、大风疮

根　[性味]味辛，性温，无毒　[主治]能除风寒湿痹、咳逆上气，补五脏

【原文】

菖蒲，味辛，温。主风寒痹；咳逆上气；开心孔，补五脏；通九窍，明耳目，出音声。久服轻身，不忘，不迷惑，延年。一名昌阳。生池泽。

【译文】

菖蒲，味辛，性温。主治风寒湿痹之症、咳嗽逆气，使心窍通畅，补益五脏，能够通利九窍，使人耳聪目明，能使声音发出来。长期服用能使身体轻捷，增强记忆力，而且不头晕，延年益寿。又称为昌阳。产于沟渠、水塘等水草丛生处。

对症下药

病症	配方	功效
肾虚耳聋	菖蒲同熟地、黄柏丸	补益肾气，促耳聪
湿瘘及湿疮	菖蒲同白术、苍术、木瓜、苡仁、石斛、萆薢、黄柏	清热利湿，养血祛风
心虚气郁	菖蒲同人参、麦门冬、枣仁、茯神、远志、生地	清养心神，解郁

菊花

产地分布：全国各地均有种植。

成熟周期：花期9-12月。

形态特征：多年生草本植物。株高20～200厘米。茎色嫩绿或褐色，除悬崖菊外多为直立分枝，基部半木质化。单叶互生，卵圆至长圆形，边缘有缺刻及锯齿。头状花序顶生或腋生，一朵或数朵簇生。

功　　效：散风清热，平肝明目。用于风热感冒，头痛眩晕，目赤肿痛，眼目昏花。

【原文】

菊花，味苦，平。主诸风，头眩肿痛，目欲脱，泪出；皮肤死肌，恶风湿痹。久服利血气，轻身耐老，延年。一名节华。生川泽及田野。

【译文】

菊花，味苦，性平。主治各种风邪所致的头部眩晕涨痛，目胀肿痛，眼睛流泪；肌肤麻木不知痛痒，风湿痹痛、恶风等症。长期服用能调理血气，使身体轻捷，延缓衰老，延年益寿。它又叫作节华。产于河边溪畔水草丛杂处及田野上。

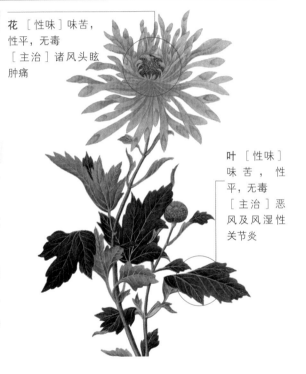

花 ［性味］味苦，性平，无毒
［主治］诸风头眩肿痛

叶 ［性味］味苦，性平，无毒
［主治］恶风及风湿性关节炎

对症下药

病症	配方	功效
风热头痛	菊花、石膏、川芎各三钱，同研末，每服一钱半，茶调下	散风清热
膝风疼痛	用菊花、陈艾叶作护膝，久则自除	散风止痛
病后生翳	白菊花、蝉蜕等份，研为末，每次取二三钱，加蜜少许，水煎服	平肝明目

人参

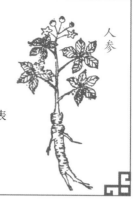

人参

产地分布：辽宁东部、吉林东部、黑龙江东部等地。

成熟周期：花期5-6月，果期7-8月。

形态特征：主根肥大、肉质，呈圆柱形或纺锤形，长15~25厘米，表皮为黄白色。

功　　效：大补元气，宁身益智，益气生津，补虚扶正，延年益寿。

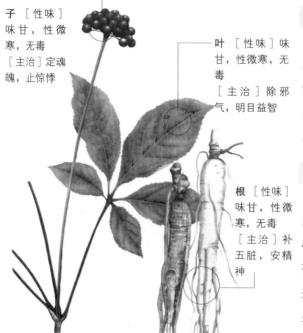

子 [性味] 味甘，性微寒，无毒
[主治] 定魂魄，止惊悸

叶 [性味] 味甘，性微寒，无毒
[主治] 除邪气，明目益智

根 [性味] 味甘，性微寒，无毒
[主治] 补五脏，安精神

【原文】

人参，味甘，微寒。主补五脏，安精神，定魂魄，止惊悸，除邪气，明目，开心益智。久服轻身延年。一名人衔，一名鬼盖。生山谷。

【译文】

人参，味甘，性微寒。主要作用是补益五脏，安定心神魂魄，停止惊悸；并有祛除邪气，明目，开心窍、益神智的作用。长期服用使身体轻巧、延年益寿。人参又被称为人衔、鬼盖。产于山中的深谷处。

对症下药

病症	配方	功效
阴虚少津	生脉散：人参同五味子、麦门冬	补阴，生津液
血虚发热	人参同甘草、归身、五味子、麦门冬	补血，祛热
血虚腹痛	人参同白芍、甘草	补血，止痛
霍乱吐泻、烦躁不宁	人参同陈皮、生姜	安神，止泻

天门冬

产地分布：华南、西南、华中等地区。

成熟周期：花期6-8月。

形态特征：为多年生常绿、半蔓生草本。茎基部木质化，多分枝丛生下垂，长80～120厘米。叶式丛状扁形似松针，绿色有光泽。花多白色，果实绿色，成熟后红色，球形种子黑色。

功　　效：养阴清热，润肺滋肾。用于治疗阴虚发热、咳嗽吐血、肺痈、咽喉肿痛、消渴、便秘等病症。

【原文】

天门冬，味苦，平。主诸暴风湿偏痹，强骨髓，杀三虫，去伏尸。久服轻身益气延年。一名颠勒。生山谷。

【译文】

天门冬，味苦，性平。主治各种暴感风湿所致的偏痹；能强健骨髓，能杀灭蛔虫、赤虫、蛲虫等寄生虫，能消除五脏隐伏之病。长期服用能使人身体轻巧、益气延年。又叫作颠勒。产于山中的深谷处。

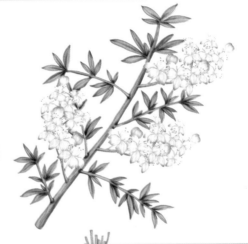

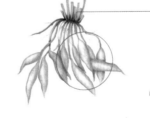

根 [性味] 味苦，性平，无毒 [主治] 劳虚、气喘咳嗽、吐血、低热不退

对症下药

病症	配方	功效
消渴	天门冬同麦门冬、五味子煎膏	清肺降火，润燥滋阴
阴血两虚	天门冬同生地、人参	滋养阴血
妇人骨蒸	天门冬同生地、麦门冬丸，煎逍遥散下	补气，养血，安神，清肺热，解劳热

甘草

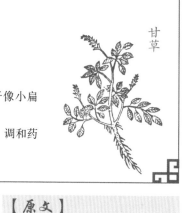

甘草

产地分布：新疆、甘肃、内蒙古、宁夏。

成熟周期：春天长苗，7月开花，8月结果。

形态特征：枝叶像槐，叶端微尖而粗涩，似有白毛。子像小扁豆，非常坚硬。

功　　效：益气补中，清热解毒，祛痰止咳，缓急止痛，调和药性。

梢［主治］
生用治胸中积热、祛阴茎中痛

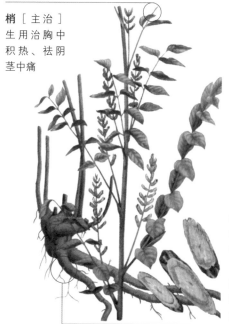

根［性味］
味甘，性平，无毒
［主治］五脏六腑寒热邪气，长肌肉，倍气力

【原文】

甘草，味甘，平。主五脏六腑寒热邪气；坚筋骨，长肌肉，倍力；金疮尰；解毒。久服轻身延年。生川谷。

【译文】

甘草，味甘，性平。主治五脏六腑内的寒热邪气；能够使筋骨坚实，使肌肉增长，气力增加；消除刀枪所致的疮肿；能解毒。长期服用可使身体轻巧、延年益寿。产于山川、河谷之处。

对症下药

病症	配方	功效
心火旺	甘草同川莲、木通、赤茯、生地	泻心火
热痢	甘草同川莲、白芍、升麻、滑石	解毒止痢
泄	甘草同白芍	止泻
健忘	甘草同人参、菖蒲、益智、圆肉、枣仁、远志	健脾养心
咽喉炎	甘草同桔梗、元参、牛蒡、花粉	利咽喉

干地黄

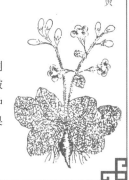

地黄

产地分布：主产河南。

成熟周期：花期4-6月，果期7-8月。

形态特征：多年生草本，全株有白色长柔毛和腺毛。叶基生成丛，倒卵状披针形，基部渐狭成柄，边缘有不整齐钝齿，叶面皱缩，下面略带紫色。花茎由叶丛抽出；萼5浅裂；花冠钟形，略2唇状，紫红色，内面常有黄色带紫的条纹。蒴果球形或卵圆形，具宿萼和花柱。

功　　效：清热生津，凉后止血。

【原文】

干地黄，味甘，寒。主折跌绝筋，伤中，逐血痹，填骨髓，长肌肉，作汤除寒热积聚，除痹，生者尤良。久服轻身不老。一名地髓。生川泽。

【译文】

干地黄，味甘，性寒。主治跌打损伤、骨折筋断，内脏受损，能祛散血瘀，强壮骨髓，增长肌肉。煎熬成汤服用，能祛除寒热积聚，消除各种痹病，生地黄的疗效尤其好。长期服用能使身体轻捷、延缓衰老。又被称为地髓。产于河边沼泽水草丛生处。

花 [性味] 味苦，性寒，无毒
[主治] 肾虚，腰脊疼痛

叶 [性味] 味苦，性寒，无毒
[主治] 恶疮似癞

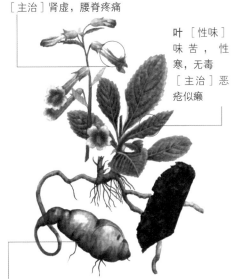

根 [性味] 味苦，性寒，无毒
[主治] 元气受伤，祛逐血痹，填骨髓

对症下药

病症	配方	功效
产后烦闷	地黄同麦门冬	祛除寒热积聚
男子精寒	地黄同沙蒺藜、苁蓉、鹿茸、山萸、北味	补肾益精
尿血	地黄同麦门冬、五味子、牛膝、枸杞子、车前子、阿胶、天门冬	滋阴降火，凉血止血
心虚怔忡悸忘	地黄同人参、远志、麦门冬、枣仁、柏仁、茯神、甘草	益气养血，滋阴温阳

术

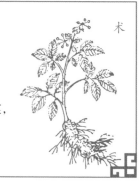
术

产地分布：主产浙江、安徽、河南。
成熟周期：11-12月采挖。
形态特征：表面灰黄棕色，有瘤状突起及断续的纵皱，并有须根痕，顶端有残留茎基和芽痕。
功　　效：健脾益气，燥湿利水，止汗，安胎。

叶［性味］味甘，性温，无毒
［主治］风寒湿痹，死肌，痉，疸

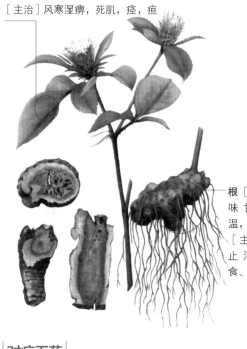

根［性味］味甘，性温，无毒
［主治］能止汗、消食、除热

【原文】

术，味苦，温。主风寒湿痹，死肌，痉，疸；止汗；除热；消食，作煎饵。久服轻身延年，不饥。一名山蓟。生山谷。

【译文】

术，味苦，性温。主治风寒湿痹，肌肉坏死，痉急，黄疸等症；具有止汗，除热，消化积食的功效，煎饵服用。长期服用能够使身体轻巧、延年益寿，耐饥饿。又叫作山蓟。产于山中的深谷处。

对症下药

病症	配方	功效
面黄食不化	枳术丸：术同枳实作汤，治水饮，作丸	消化积食
脾虚肌热	术同白芍、白茯、甘草	健脾除热
脾虚泄泻	术同白芍、肉果丸	健脾止泻
胃湿热而瘦	术同苦参、牡蛎、猪肚丸	除热温胃

菟丝子

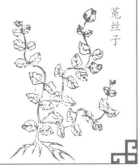
菟丝子

产地分布：全国大部分地区有分布，以北方地区为主。

成熟周期：9-10月采摘。

形态特征：初生有根，攀附到其他草木上时，其根自断。它没有叶但有花，白色微红，香气袭人。结的果实像秕豆而细，色黄。

功　　效：补肾益精，养肝明目，固胎止泄。

【原文】

菟丝子，味辛，平。主续绝伤；补不足，益气力，肥健人；汁去面䵟。久服明目，轻身延年。一名菟芦。生川泽。

【译文】

菟丝子，味辛，性平。主要功效是使极度虚损得以续补；能够补身体不足，增加气力，使人身体强健；汁能去除面部黑斑。长期服用可以明目，使人身体轻巧，延年益寿。又叫作菟芦。产于河边沼泽等水草丛杂处。

花 [性味] 味辛、甘，性平，无毒
[主治] 养肌强阴，坚筋骨

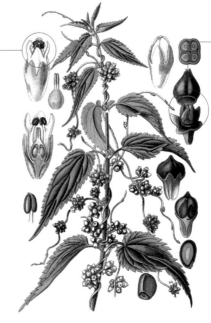

子 [性味] 味辛、甘，性平，无毒
[主治] 续绝伤，补不足，益气力

对症下药

病症	配方	功效
精血不足	菟丝子单服	补肾填精
阴损	菟丝子同熟地丸	养肌强阴
腰膝痛	菟丝子同牛膝	坚筋骨，补气力

牛膝

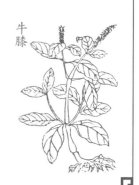

牛膝

产地分布：主产河南。

成熟周期：花期8-9月，果期10-11月。

形态特征：多年生草本。茎直立，方形，有疏柔毛，茎节膨大。叶对生，椭圆形且呈阔披针形，顶端锐尖，基部楔形，全缘，幼时密生毛，成长后两面有疏毛。穗状花序顶生和腋生。

功　　效：补肝肾，强筋骨，逐瘀通经，引血下行。

【原文】

牛膝，味苦，酸，平。主寒湿痿痹，四肢拘挛，膝痛不可屈伸，逐血气；伤热火烂；堕胎。久服轻身耐老。一名百倍，生川谷。

【译文】

牛膝，味苦、酸，性平。主治寒湿所致的痿软疼痛，四肢拘挛，膝盖疼痛不能屈伸，能够疏通血气；治疗烫伤皮肤溃烂；能够堕胎。长期服用可使身体轻捷、抗衰老。又叫作百倍。产于山川河谷地带。

对症下药

病症	配方	功效
劳疟积久不止	牛膝一把，生切，加水六升，煮取二升，分三次服，清晨、未发疟时及临发疟时各服一次	强筋健体
妇人下血块	牛膝根洗净切段，焙后捣成末，用酒煎后温服，效果很好	逐瘀通经，引血下行
口舌疮烂	用牛膝浸酒含漱，也可煎饮	排脓止痛
折伤及闪挫伤	将牛膝捣碎，外敷患处	强筋骨，通经络。也可治无名恶疮

茺蔚子

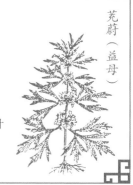

茺蔚（益母）

产地分布：产于全国各地。

成熟周期：秋季果实成熟时采割。

形态特征：初本品呈三棱形。表面灰棕色至灰褐色，有深色斑点，一端稍宽，平截状，另一端渐窄而钝尖。果皮薄，子叶类白色，富油性。无臭，味苦。

功　　效：活血调经，清肝明目。

【原文】

茺蔚子，味辛，微温。主明目，益精；除水气。久服轻身。茎，主瘾疹痒，可作浴汤。一名益母，一名益明，一名大札。生池泽。

【译文】

茺蔚子，味辛，性微温。主要功效为明目、益精，逐除水湿邪气。长期服用可使身体轻巧。它的茎，主治皮肤瘾疹瘙痒，可以煎成汤剂擦洗身体。又名益母、益明、大札。产于池塘沼泽等水草丛生处。

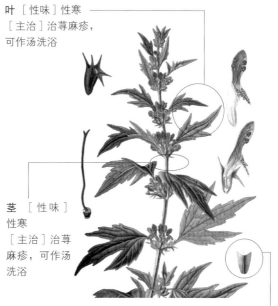

叶 [性味]性寒
[主治]治荨麻疹，可作汤洗浴

茎 [性味]性寒
[主治]治荨麻疹，可作汤洗浴

子 [性味]味辛甘，性微温，无毒
[主治]明目益精，除水气，久服轻身

对症下药

病症	配方	功效
带下赤白	益母草开花时采，将其捣为末，每次服二钱，用温汤送下	活血破血，调经解毒
赤白杂痢	二灵散：益母草（晒干）、陈盐梅（烧存性）等份，研为末，每次服三钱，白痢用干姜汤送服，赤痢用甘草汤送服	消恶毒，通便
痔疮便血	取益母草叶捣汁服	活血行气

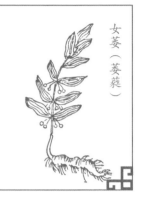

女萎（玉竹）

女萎（萎蕤）

产地分布：主产于东北,湖南及山东。

成熟周期：3月开青色的花，结圆形的果实。立春后可采摘。

形态特征：其叶像竹叶，两两相对。其根横生，根黄而多须，
　　　　　色黄白，长20~40厘米。

功　　效：滋阴润肺，养胃生津。

【原文】

女萎（萎蕤），味甘，平。主中风，暴热不能动摇，跌筋结肉，诸不足。久服去面黑䵟，好颜色，润泽，轻身，不老。一名左眄。生山谷。

【译文】

女萎（萎蕤），味甘，性平。主治伤风，热晒中暑而身体不能活动，筋肉凝结、肌肉萎缩等体虚不足。长期服用能去掉面部黑斑，令人颜色美丽、肌肤润泽、身体轻巧、延年不老。又叫作左眄。产于山中的深谷处。

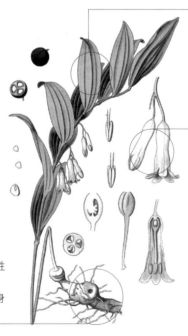

叶　[性味]味甘，性平，无毒
　　[主治]可消除面部黑斑，使人容光焕发、面色润泽

花　[性味]味甘，性平，无毒
　　[主治]能补中益气

根　[性味]味甘，性平，无毒
　　[主治]中风发热，身体不能动弹

病症	配方	功效
目赤涩痛	葵葙、赤芍、当归、黄连等份，煎汤熏洗	解目痛及眼角溃烂
发热口干，小便涩	用葵葙五两，煎水服	养阴利湿
惊痫后虚肿	用葵葙、葵子、龙胆、茯苓、前胡等份，为末。每服一钱，水煎服	祛风热湿毒、消肿

防葵

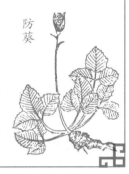
防葵

产地分布：山东等地。

成熟周期：3月3日采，6月开花即结实。

形态特征：其叶似葵，每茎3叶，一本十数茎，中发一干，其端开花，如葱花、景天茎而色白。根似防风。

功　　效：主疝瘕，肠泄，溺不下，咳逆，温疟，癫痫；疗五脏虚气，小腹支满，除肾邪，强志。

【原文】

防葵，味辛，寒。主疝瘕，肠泄，膀胱热结溺不下，咳逆，温疟，癫痫，惊邪狂走。久服坚骨髓，益气轻身。一名黎盖。生川谷。

【译文】

防葵，味辛，性寒。主治疝瘕，肠泄，膀胱积热而小便不出，咳嗽气逆，疟疾先发热、后发冷，癫痫病，惊邪狂走等症。长期服用可强健骨髓、益气轻身。又叫作黎盖。产于川泽河谷地带。

病症	配方	功效
肿病	用防葵研为末，每服少许，温酒送下	行气散结
癫狂邪疾	用防葵研为末，每服少许，温酒送下	除邪镇惊
伤寒动气	防葵散：用防葵一两，木香、黄芩、柴胡各半两。各药混合后，每取半两加水一碗半，煎至八成，温服	清热通淋

麦门冬

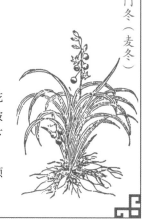

麦门冬（麦冬）

产地分布：主产浙江、四川。

成熟周期：花期5~8月，果期7-9月。

形态特征：多年生常绿草本。叶丛生，窄长线形。花葶比叶短，长7~15厘米；总状花序穗状，顶生，小苞片膜质；花梗略弯曲下垂，常于近中部以上有关节；花被片6，披针形，淡紫色或白色；雄蕊6，花丝极短；子房半下位，3室。果实浆果状，球形，熟后暗蓝色。

功　　效：养阴生津，润肺清火。用于肺燥干咳、津伤口渴、心烦失眠、内热消渴。

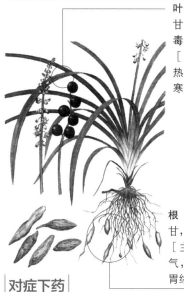

叶　[性味]味甘，性平，无毒

[主治]去心热，止烦热，寒热体劳

根　[性味]味甘，性平，无毒

[主治]心腹结气，伤中伤饱，胃络脉绝

对症下药

【原文】

麦门冬，味甘，平。主心腹结气伤中，伤饱胃络脉绝，赢瘦短气。久服轻身，不老，不饥。生川谷及堤阪。

【译文】

麦门冬，味甘，性平。主治心腹间有邪气结聚，脏腑气伤，饱食伤胃、胃络脉有间断，身体瘦弱、体虚气短。长期服用使身轻体捷，延缓衰老，耐饥饿。产于川泽河谷地带以及池塘的堤坡。

病症	配方	功效
吐血、鼻血	用麦门冬（去心）一斤，捣烂取汁，加蜜二合，调匀，分两次服下	除热毒，止肺热
齿缝出血	用麦门冬煎汤漱口	止血
咽喉生疮	用麦门冬一两、黄连半两，共研为末，加炼蜜做成丸子，如梧子大。每服二十丸，麦门冬煎汤送下	益气和血、疏散邪热
下痢口渴	用麦门冬（去心）三两、乌梅肉二十个，搓细，加水一升，煮成七合，细细饮下，有效	益胃生津

独活

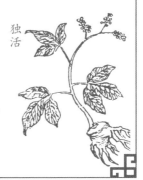

独活

产地分布：陕西南部、四川和云南。

成熟周期：花期7月，果期10月。

形态特征：根粗厚而长，叶为1～3回羽状复叶，叶轴和羽片轴几
无毛至疏被微柔毛。

功　　效：疏风解毒，活血祛瘀，止痛。

【原文】

独活，味苦，平。主风寒所击，金疮止痛，贲豚，痫痓，女子疝瘕。久服轻身耐老。一名羌活，一名羌青，一名护羌使者。生川谷。

【译文】

独活，味苦，性平。主治风寒，能止金属创伤疼痛，小腹有气上冲心下的贲豚症，痫症抽搐，女子疝瘕症。长期服用会使身体轻巧、延缓衰老。又称为羌活、羌青、护羌使者。产于川泽河谷地带。

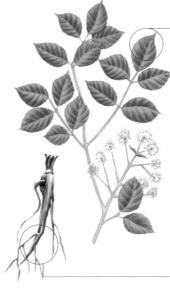

叶　[性味]
味苦、甘，性平，无毒
[主治]惊痫，女子疝瘕

根　[性味]
味苦、甘，性平，无毒
[主治]外感表证，金疮止痛

对症下药

病症	配方	功效
下部湿热	同白术、苍术、秦艽、生地、苡仁、木瓜、石斛、黄柏	疏风解毒
风热牙疼	同生地、赤芍、甘草、丹皮、石膏	清热止痛
产后虚风	独活、白鲜皮各三两，加水三升，煮成二升，分三次服。能喝酒者可加酒同煮	补血活血
历节风痛	独活、羌活、松节等份，用酒煮过，每天空腹饮一杯	祛风止痛

车前子

产地分布：几遍全国，但以北方为多。

成熟周期：播种第2年秋季采收。

形态特征：叶子布地像匙面，连年生长的长20多厘米。从中间抽出数茎，结长穗像鼠尾。穗上的花很细密，色青微红。果实为红黑色。

功　　效：清热利尿，凉血，解毒。

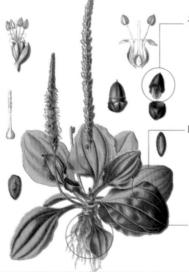

子〔性味〕味甘，性寒，无毒
〔主治〕利小便，除湿痹

叶〔性味〕味甘，性寒，无毒
〔主治〕金疮出血，鼻出血，瘀血

根〔性味〕味甘，性寒，无毒
〔主治〕止烦下气

【原文】

车前子，味甘，寒。主气癃，止痛，利水道小便；除湿痹。久服轻身耐老。一名当道。生平泽。

【译文】

车前子，味甘，性寒。主治气淋，能止痛，有通水道、利小便的功效，可以祛除湿痹。长期服用能使身体轻巧、延缓衰老。又叫作当道。产于水草丛杂的平地。

对症下药

病症	配方	功效
小便不通	车前草一斤，加水三升，煎取一升半，分三次服	通便利尿
小便尿血	车前草捣汁五合，空腹服	清利湿热，滋阴降火，补益脾肾

病症	配方	功效
金疮血出	车前叶捣烂外敷	凉血止痛，解毒生肌
热痢不止	车前叶捣汁一盏，加蜜一合同煎，温服	清热解毒，消荡积滞

木香

产地分布：陕西、甘肃、湖北、湖南、广东、广西、四川、云南、西藏。
成熟周期：秋、冬二季采挖。
形态特征：本品呈圆柱形或半圆柱形，表面黄棕色至灰褐色，有明显的皱纹、纵沟及侧根痕。有放射状纹理及散在的褐色点状油室。气香特异，味微苦。
功　　效：行气止痛，健脾消食。

【原文】

木香，味辛，温。主邪气，辟毒疫温鬼；强志；主淋露。久服不梦寤魇寐。生山谷。

【译文】

木香，味辛，性温。主治邪气，能祛除毒疫所导致的传染病；增强记忆力；主治被湿水浸伤。长期服用可使人睡眠安稳，不做噩梦。产于山中的深谷处。

对症下药

病症	配方	功效
一切痢疾	木香一块（方圆一寸）、黄连半两，用水半升同煎干。将黄连去掉，单取木香，切成薄片，焙干后研为末，分三次服。第一服用橘皮汤送下，第二服用米汤送下，第三服用甘草汤送下	祛湿清热，解毒止痢

薯蓣（山药）

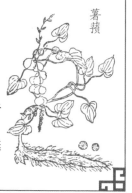

薯蓣

产地分布：主产于河南。

成熟周期：花期6-8月，果期8-10月。

形态特征：多年生草本植物。茎蔓生，常带紫色。块根圆柱形。叶子对生，卵形或椭圆形。花乳白色，雌雄异株。

功　　效：健脾益胃、助消化，滋肾益精，益肺止咳，降低血糖，延年益寿。

【原文】

薯蓣，味甘，温。主伤中，补虚羸，除寒热邪气，补中，益气力，长肌肉。久服耳目聪明，轻身，不饥，延年。一名山芋。生山谷。

【译文】

薯蓣，味甘，性温。主治脏腑之气受损，能补体虚羸弱，并能祛除寒热邪气。具有修补内脏、增加气力、使肌肉增长的功效。长期服用能够使人耳聪目明，身体轻巧，耐饥饿，益寿抗衰。又叫作山芋。产于山中的深谷处。

对症下药

病症	配方	功效
痰风喘急	用生薯蓣（捣烂）半碗，加甘蔗汁半碗，和匀，一次饮服	益肺止咳
脾胃虚弱，不思饮食	用薯蓣、白术各一两，人参七钱半，共研为末，加水和糊做成丸子，如小豆大。每服四十至五十丸，米汤送下	健脾养胃，助消化
湿热虚泄	用薯蓣、苍术等份，加饭做成丸子，米汤送服	滋肾益精
手足冻疮	用薯蓣一截，磨泥敷上	除寒气，长肌肉

薏苡仁

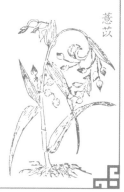

薏苡

产地分布：主产四川、辽宁和广西。

成熟周期：夏、秋采取。

形态特征：茎直立粗壮，节间中空，基部节上生根。叶鞘光滑，与叶片间具白色薄膜状的叶舌，叶片长披针形，先端渐尖，基部稍鞘状包茎，中脉明显。颖果成熟时，外面的总苞坚硬，呈椭圆形。种皮红色或淡黄色，种仁卵形。

功　　效：利水消肿，健脾去湿，舒筋除痹，清热排脓。

【原文】

薏苡仁，味甘，微寒。主筋急拘挛不可屈伸，风湿痹；下气；久服轻身益气。其根，下三虫。一名解蠡。生平泽及田野。

【译文】

薏苡仁，味甘，性微寒。主治筋拘挛急紧，不能屈伸的风湿痹痛；具有使湿气下行的作用。长期服用能使身体轻巧、补益气血。它的根能驱除蛔虫、赤虫、蛲虫等寄生虫。又被称为解蠡。产于水草丛杂的平地及田野之中。

叶［主治］煎水饮，味道清香，益中空膈

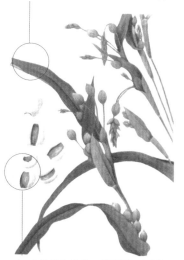

仁［性味］味甘，性微寒，无毒

［主治］主筋急拘挛、不能屈伸，风湿久痹，可降气

对症下药

病症	配方	功效
风湿身疼	麻黄杏仁薏苡仁汤：麻黄三两，杏仁二十枚，甘草、薏苡仁各一两，加水四升，煎成二升，分两次服	祛风胜湿
水肿喘急	郁李仁三两，研细，以水滤汁，煮薏苡仁饭，一天吃两次	消水肿，平喘
消渴饮水	用薏苡仁煮粥食用	解渴
肺痿咳吐脓血	薏苡仁十两，捣破，加水三升，煎成一升，加酒少许服下	补肺清热，排脓止咳

泽泻

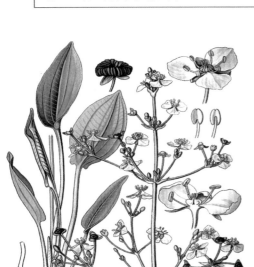

产地分布：主产黑龙江、吉林、辽宁、内蒙古、河北、山西。
成熟周期：3-4月采收。
形态特征：沉水叶条形或披针形；挺水叶宽披针形、椭圆形至卵形。
地下茎球形或卵圆形，密生多数须根。单生叶、数片单生
基部，叶片椭圆形；花丛自叶丛中生出，为大型轮生状的
同锥花序，小花梗长短不一。
功　　效：利小便，清湿热。

块茎 ［性味］味甘，性寒，无毒
［主治］主风寒湿痹，乳汁不通，
能养五脏，益气力

【原文】

泽泻，味甘，寒。主风寒湿痹，乳难，消水，养五脏，益气力，肥健。久服耳目聪明，不饥，延年，轻身，面生光，能行水上。一名水泻，一名芒芋，一名鹄泻。生池泽。

【译文】

泽泻，味甘，性寒。主治风寒湿痹，分娩困难，消除水液，补养心、肝、脾、肺、肾五脏，增加气力，强健体魄。长期服用能够使人耳聪目明，耐饥饿，延年益寿，身体轻巧，容光焕发，免受水湿之气侵害。又叫作水泻、芒芋、鹄泻。产于沟渠、沼泽等水草丛生处。

对症下药

病症	配方	功效
湿热	五苓散：泽泻同白茯、白术、猪苓、肉桂	祛除脾胃湿热
小儿行语迟、肾阴虚	都气汤：泽泻同山药、山萸、白茯、丹皮、生地、北味	补肾真阴，补益心脾
饮痰咳嗽	泽泻同白茯、建兰叶、猪苓	止咳化痰

远志

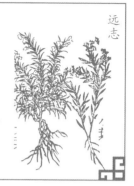

产地分布：山东。

成熟周期：春、秋二季采挖。

形态特征：呈圆柱形，有较密并深陷的横皱纹、纵皱纹及裂纹，略呈结节状。

功　　效：安神益智，祛痰，消肿。

【原文】

远志，味苦，温。主咳逆伤中，补不足，除邪气；利九窍，益智慧，耳目聪明，不忘，强志，倍力。久服轻身不老。叶，名小草，一名棘菀，一名葽绕，一名细草。生川谷。

【译文】

远志，味苦，性温。主治咳嗽气逆，能补气虚不足，祛除邪气；通利九窍，增益智慧，使人耳聪目明，过目不忘，增强记忆力，增加体力。长期服用能够使身体轻捷、抗击衰老。叶的名字叫小草。远志又被称为棘菀、葽绕、细草。产于川泽河谷地带。

花［性味］味苦，性温，无毒

［主治］肾积奔豚气

叶［性味］味苦，性温，无毒

［主治］益精补阴气，止虚损梦泄

根［性味］味苦，性温，无毒

［主治］主咳逆伤中，补虚，除邪气

对症下药

病症	配方	功效
惊症、心神不安	远志同茯神、人参、生地、枣仁、丹砂	镇心定惊
脾虚健忘	归脾汤：远志同木香、归身、枣仁、人参、白术、茯神、甘草、圆肉	健脾养心，增强记忆力
心虚、神不守舍	远志同人参、枣仁、柏仁、麦门冬、五味、归身、茯神、茯苓、益智、生地、甘草、沉香	补气安神

龙胆

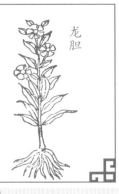

龙胆

产地分布：多产于西南高山地区。

成熟周期：2月、8月、11月、12月采根阴干。

形态特征：多年生草本。暗绿色稍带紫色，圆柱状根，根稍肉质，土黄色或黄白色。

功　　效：清热燥湿，泻肝胆火。

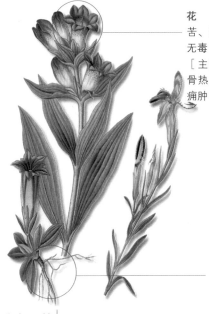

花　[性味]味苦、涩，性大寒，无毒

[主治]小儿壮热骨热，时疾热黄，痈肿口疮

根　[性味]味苦、涩，性大寒，无毒

[主治]主骨间寒热，惊痫邪气，续绝伤

【原文】

龙胆，味苦，寒。主骨间寒热；惊痫邪气；续绝伤，定五脏；杀蛊毒。久服益智不忘，轻身耐老。一名陵游。生山谷。

【译文】

龙胆，味苦，性寒。主治病入骨间的寒热，惊痫邪气；能够接续极度损伤，安定五脏，杀灭蛊毒。长期服用可益智、增强记忆，身体轻捷、延缓衰老。又叫作陵游。产于山中的深谷处。

对症下药

病症	配方	功效
伤寒发狂	将草龙胆研细，加入鸡蛋清、蜂蜜，化凉开水服二钱	泻肝定惊
四肢疼痛	将山龙胆根切细，用生姜汁浸泡一夜以去其性，然后焙干，捣为末，水煎一钱匕，温服	祛除寒热，止痛通络
蛔虫攻心，刺痛，吐清水	龙胆一两，去头锉碎，加水二盏，煮至一盏，头天晚上禁食，第二天清晨将药一次服完	定五脏，杀蛊毒
一切盗汗	龙胆草研末，每次服一钱，加猪胆汁二三滴，入温酒少许调服	滋阴补益，清虚劳之热
咽喉热痛	龙胆磨水服	散热止痛

石斛

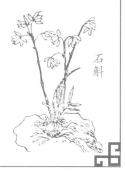

石斛

产地分布：主产于四川。

成熟周期：花期约20天。

形态特征：茎丛生，直立，上部略呈回折状，稍偏，黄绿色，具槽纹。叶近革质，短圆形。总状花序，花大、白色，顶端淡紫色。落叶期开花。

功　　效：益胃生津，养肝明目，强筋健骨。

【原文】

石斛，味甘，平。主伤中；除痹，下气；补五脏虚劳羸瘦，强阴。久服厚肠胃；轻身延年。一名林兰。生山谷。

【译文】

石斛，味甘，性平。主治中气损伤；祛除风痹，使胸膈之气下沉；又补五脏虚劳损伤、身体羸弱消瘦，使阴液强盛。长期服用可增强肠胃功能，身体轻巧，延年益寿。又叫作林兰。产于山中的深谷处。

对症下药

病症	配方	功效
五脏虚劳、阴虚	石斛同麦门冬、五味、人参、白芍、甘草、枸杞子、牛膝、杜仲	理伤中，补虚劳，强阴益精
胃热四肢软弱	石斛同麦门冬、白茯、陈皮、甘草	健肠胃，强身体
口干舌燥，腿脚发软	石斛专一味，夏月代茶	生津润喉，健足力

巴戟天

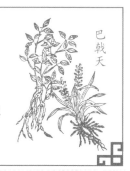

巴戟天

产地分布：主产广东、广西。

成熟周期：花期4-6月，果期7-11月。

形态特征：根呈扁圆柱形，略弯曲。表面灰黄色或暗灰色，具纵纹及横裂纹。

功　　效：补肾阳，强筋骨，祛风湿。

【原文】

巴戟天，味辛，微温。主大风邪气；阴痿不起；强筋骨。安五脏，补中；增志，益气。生山谷。

【译文】

巴戟天，味辛，性微温。主治严重的风邪症，阳痿不举，强筋健骨。能安定五脏，补中益气，增强记忆力。产于山中的深谷处。

对症下药

病症	配方	功效
阴痿	巴戟天同五味、苁蓉、山茱萸、鹿茸、伯仁、枸杞子、补骨脂	补肾阳，强筋骨
遗精	巴戟天同鹿角、伯仁、天门冬、远志、莲须、覆盆、黄柏	补肾益精
肾阳虚衰，腰膝酸软，下肢无力	巴戟天酒：巴戟天、淮牛膝各等量。用约十倍的白酒浸泡。每次饮1~2小杯	补肾壮阳、强筋骨

白英

白英

产地分布：甘肃、陕西、山东及长江以南各省。

成熟周期：花期7-8月，果期9-10月。

形态特征：多年生草质藤本。茎、叶密生有节的长柔毛。叶多为琴形，叶柄长约3厘米。聚伞花序顶生或腋外生，花疏生；花冠蓝色或白色。浆果球形，直径约8毫米，成熟后呈红色。

功　　效：清热解毒，祛风利湿，化瘀。用于湿热黄疸、风热头痛、白带过多、风湿性关节炎。

【原文】

白英，味甘，寒。主寒热；八疸；消渴；补中益气。久服轻身延年。一名谷菜。生山谷。

【译文】

白英，味甘，性寒。主治身体的恶寒发热、八种黄疸、消渴症，具有补中益气的功效。长期服用使人身体轻巧、益寿延年。又叫作谷菜。产于山中深谷处。

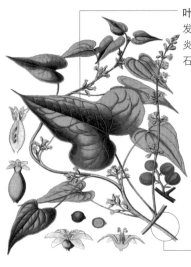

叶 ［主治］感冒发热、黄疸型肝炎、胆囊炎、胆石病、白带异常

藤 ［主治］清热利湿、解毒消肿、祛风利湿

白蒿

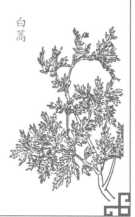

白蒿

产地分布：东北、华北、西北、西南及西藏等地。

成熟周期：花期8-9月，果期9-10月。

形态特征：二年生草本。茎被白毛，多分枝。单叶耳生，有柄。头状花序半球形，有梗，下垂，排成圆锥状花序；总苞片密被白毛，最外列者线形，灰黄绿色；小花皆为管状，黄色，表面有腺点，全部结实，花托有毛，毛几与小花等长。瘦果小，狭长倒卵形，具纵纹，黄褐色。

功　　效：治风寒湿痹，黄疸，热痢，疥癞恶疮和病毒感染（俗称上火）等。

【原文】

白蒿，味甘，平。主五脏邪气；风寒湿痹；补中益气；长毛发令黑；疗心悬，少食常饥。久服轻身，耳目聪明，不老。生川泽。

【译文】

白蒿，味甘，性平。主治五脏内的邪气，风寒湿痹之症；具有补中益气的作用；还能使人增长毛发、头发乌黑；治疗心悸不安，饭量小而常有饥饿感。长期服用使人身体轻巧，耳聪目明，延缓衰老。产于山川沼泽。

赤箭（天麻）

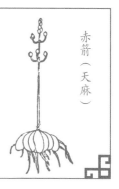

赤箭（天麻）

产地分布：四川。

成熟周期：3月、4月、8月采根。

形态特征：今称天麻。长圆扁稍弯，点状环纹十余圈，头顶茎基鹦哥嘴，底部疤痕似脐圆。

功　　效：定风补虚，平肝息风。

【原文】

赤箭，味辛，温。主杀鬼精物，蛊毒恶气。久服益气力，长阴，肥健，轻身增年。一名离母，一名鬼督邮。生川谷。

【译文】

　　赤箭，味辛，性温。主治鬼迷心窍、精神失常，能杀灭蛊毒恶气。长期服用能使人增长气力，增长阴液，强健身体，并能使人身轻体巧、延年益寿。又叫作离母、鬼督邮。产于川泽河谷地带。

对症下药

病症	配方	功效
心烦头晕、肢节疼痛、偏正头痛	天麻丸：天麻半两，川芎二两，共研为末，炼蜜做成丸子，如芡子大，每次饭后嚼服一丸，用茶或酒送服	消风化痰，清利头目，宽胸利膈
痰厥头痛	天麻同半夏、黄芩、前胡、陈皮、白茯	消咳止痛

菴䕡子

产地分布：广东、江苏、浙江、安徽及东北等地。

成熟周期：花期7-8月。

形态特征：多年生草本。叶互生；基部叶有柄，叶片阔卵形，叶基楔形，边缘有大小不等的缺刻状粗锯齿；茎生叶几无柄，倒卵形。小花梗生于茎上部叶腋间，集成总状圆锥花丛；中间小花两性，均为管状，淡黄色，两性小花花柱分枝先端为披针形，突渐尖。瘦果长约2毫米。

功　　效：行瘀，祛湿。治妇女血瘀经闭，产后停瘀腹痛，跌打损伤，风湿痹痛。

【原文】

　　菴䕡子，味苦，微寒。主五脏瘀血，腹中水气，腹胀，留热；风寒湿痹，身体诸痛。久服轻身，延年不老。生川谷。

【译文】

　　菴䕡子，味苦，性微寒。主治五脏内有瘀血，腹中有水气聚集，腹部胀满，长时间发热不退，风寒湿痹，全身各处疼痛。长期服用使身体轻巧，延年益寿。产于川泽河谷地带。

菥蓂子

产地分布：我国大部分地区均有分布。

成熟周期：5-6月果实成熟。

形态特征：属十字花科一年生草本。茎直无毛，叶倒披针形，开白色花，短角果倒卵形，种子黄褐色。

功　　效：清肝明目，清热利尿。

【原文】

菥蓂子，味辛，微温。主明目，目痛泪出；除痹；补五脏，益精光。久服轻身不老。一名蔑菥，一名大戢，一名马辛。生川泽及道旁。

【译文】

菥蓂子，味辛，性微温。主要功效是使眼睛明亮，治疗目痛流泪，能除痹痛，调补五脏，使眼睛瞳子增添灵光。长期服用可使身轻体捷，延缓衰老。又叫作蔑菥、大戢、马辛。产于河边泽畔水草丛杂处及道路两旁。

蓍实

产地分布：新疆、内蒙古及东北。

成熟周期：花果期6-8月。

形态特征：多年生草本，具细的匍匐根茎。茎直立，有细条纹。叶无柄，披针形、矩圆状披针形或近条形。头状花序多数，密集成复伞房状；总苞矩圆形或近卵形，疏生柔毛。边花5朵，舌片近圆形，白色、粉红色或淡紫红色；盘花两性，管状，黄色，外面具腺点。瘦果矩圆形，淡绿色，有狭的淡白色边肋，无冠状冠毛。

功　　效：发汗，祛风。

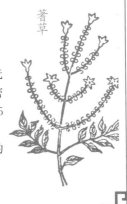

蓍草

【原文】

蓍实，味苦，平。主益气，充肌肤，明目，聪慧先知。久服不饥；不老轻身。生山谷。

【译文】

　　蓍实，味苦，性平。主要功效是增补气力，使肌肤充实，眼睛明亮，增加智慧、提高洞察力。长期服用能够耐饥饿，延年益寿，身体轻巧。产于山中的深谷处。

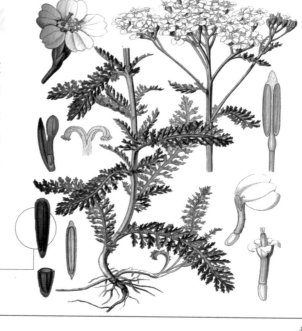

实　[性味]味苦，性平
　　[功效]明目，充肌肤

赤芝

赤
芝

产地分布：《本草纲目》里记载：赤芝生霍山。即湖北、河南、安徽三省交界处的大别山区的赤芝最好。

成熟周期：6-8月采收。

形态特征：菌伞肾形，半圆形或近圆形，表面红褐色，有漆样光泽，分为有菌柄和无菌柄两种，有菌柄与菌伞同色或较深。

功　　效：主胸中结，益心气。补中，增慧智，不忘。久食轻身不老。

【原文】

　　赤芝，味苦，平。主胸中结；益心气，补中，增智慧，不忘。久食轻身不老，延年神仙。一名丹芝。生山谷。

【译文】

　　赤芝，味苦，性平。主治胸中郁结不舒，具有增益心气、补益内脏、增长智慧、增强记忆力的作用。长期服用使身体轻巧、延缓衰老、飘飘欲仙。又叫作丹芝。产于山中的深谷处。

黑芝

产地分布：福建、广东、云南、海南、广西、西藏等地。

成熟周期：夏、秋采收。

形态特征：表面灰褐色或褐色，有细微茸毛，并有放射状深皱纹和不明显的环纹，边缘锐，波状，多瓣裂。管口面类白色或黑褐色。纵剖面可见菌管单层。菌柄偏生，圆柱形，弯曲，下部有假根，与菌盖同色，有细微茸毛。木栓质。气微，味淡。

功　　效：益肾，利尿，通九窍，聪察，消积；主治急性肾炎、慢性肾炎、消化不良。

【原文】

黑芝，味咸，平。主癃，利水道，益肾气，通九窍，聪察。久食轻身不老，延年神仙。一名玄芝。生山谷。

【译文】

黑芝，味咸，性平。主治小便不通，具有通利水道，补益肾气，通畅九窍，使人聪慧的作用。长期服用可以使人身体轻巧、延缓衰老、飘飘欲仙。又叫作玄芝。产于山中的深谷处。

青芝

产地分布：泰山山谷。

形态特征：表面具革质菌盖，有短茸毛。

功　　效：明目，补肝气，安精魂。

【原文】

青芝，味酸，平。主明目，补肝气，安精魂，仁恕。久食轻身不老，延年神仙。一名龙芝。生山谷。

【译文】

青芝，味酸，性平。有明目、补益肝气，使人精神安宁、心平气和的作用。久食可令人身体轻捷、延缓衰老、飘飘欲仙。又叫作龙芝。产于山中的深谷中。

白芝

产地分布：新疆、西藏等地。

形态特征：菌肉质白，如马蹄状。

功　　效：益肺气，通利口鼻，强志意，安魄。

【原文】

白芝，味辛，平。主咳逆上气，益肺气，通利口鼻，强志意，勇悍，安魄。久食轻身不老，延年神仙。一名玉芝。生山谷。

【译文】

白芝，味辛，性平。主治咳嗽、气喘，能够补益肺气，使口鼻通畅，精神旺盛、勇猛强健，安定神魄。长期服用可令人身体轻巧、延年益寿、飘飘欲仙。又叫作玉芝。产于山中的深谷处。

黄芝

产地分布：生山谷。

形态特征：菌伞肉质多汁，新鲜标本常可达数斤重。

功　　效：补肝明目，益脾气，延年益寿。

【原文】

黄芝，味甘，平。主心腹五邪，益脾气，安神忠信和乐；久食轻身不老，延年神仙。一名金芝。生山谷。

【译文】

黄芝，味甘，性平。主治心腹的各种邪病，具有增补脾气、使人精神安和的作用。长期服用可令人身体轻捷、延年益寿、飘飘欲仙。又叫作金芝。产于山中的深谷处。

紫芝

产地分布：产于河北、山东、江苏、浙江、江西、福建、台湾、广东、广西。

成熟周期：夏、秋采收。

形态特征：菌盖木栓质，多呈半圆形至肾形，少数近圆形，表面黑色，具漆样光泽，有环形同心棱纹及辐射状棱纹。菌肉锈褐色。菌管管口与菌肉同色，管口圆形。菌柄侧生，黑色，有光泽。孢子广卵圆形，内壁有显著小疣。

功　　效：增强人体免疫力，保肝、解毒、延缓细胞衰老。

【原文】

紫芝，味甘，温。主耳聋，利关节，保神益精，坚筋骨，好颜色。久服轻身，不老延年。一名木芝。生山谷。

【译文】

紫芝，味甘，性温。主治耳聋，具有通利关节，保养精神、增益精气，强健筋骨、养颜美容的功效。长期服用可以使人身体轻巧、增寿延年。又叫作木芝。产于山中的深谷处。

卷柏

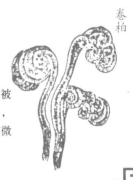

卷柏

产地分布：分布于东北、华北、华东、中南及陕西、四川。

成熟周期：全年均可采收。

形态特征：主茎直立，下着须根。各枝丛生，直立，干后拳卷，密被覆瓦状叶。侧叶披针状钻形，基部龙骨状，先端有长芒，远轴的一边全缘，宽膜质，近轴的一边膜质缘极狭，有微锯齿。

功　　效：活血，止血。

【原文】

卷柏，味辛，温。主五脏邪气；女子阴中寒热痛；症瘕；血闭绝子。久服轻身，和颜色。一名万岁。生山谷石间。

【译文】

卷柏，味辛，性温。主治五脏受邪气侵袭，女子阴部冷热疼痛；腹内气血郁结所致的症痕；闭经、不孕症。长期服用能够使身体轻巧，调和气色。又叫作万岁。产于山中的深谷处。

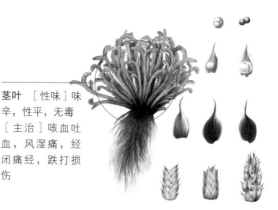

茎叶 [性味]味辛，性平，无毒
[主治]咳血吐血，风湿痛，经闭痛经，跌打损伤

对症下药

病症	配方	功效
大肠下血	卷柏、侧柏、棕榈等份，烧存性为末。每次用酒送服三钱。也可用饭做成药丸服用	补气摄血，补中益气
远年下血	卷柏、地榆焙等份。每用一两，加水一碗，煎数十沸，通口服	暖肾脏，破血止血

蓝实

产地分布：辽宁、河北、山东、陕西等地。
成熟周期：花期7月，果期8-9月。
形态特征：一年生草本。须根细，多数。茎圆柱形，具明显的节，单叶互生；叶片椭圆形或卵圆形，先端钝，基部下延，全缘，干后两面均蓝绿色。穗状花序，顶生或腋生；苞片有纤毛；花小，红色。瘦果，具3棱，褐色，有光泽。
功　　效：解毒、解热与杀菌。

【原文】

蓝实，味苦，寒。主解诸毒，杀蛊、蚑、疰鬼、螫毒。久服头不白，轻身。生平泽。

【译文】

蓝实，味苦，性寒。主要功效是解除多种毒，能够杀蛊毒、灭蚑虫，祛除脓疡，解除蝎螫虫咬之毒。长期服用能够使头发不白、身体轻巧。产于水草丛生的湿地处。

蘼芜

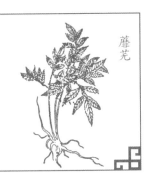

产地分布：分布四川、云南、贵州。
成熟周期：花期7-8月，果期9-10月。
形态特征：双子叶植物，伞形科植物川芎的苗叶。
功　　效：祛风止眩，补肝明目，除涕止唾。

【原文】

蘼芜，味辛，温。主咳逆，定惊气；辟邪恶；除蛊毒，鬼疰；去三虫。久服通神。一名薇芜。生川泽。

【译文】

蘼芜，味辛，性温。主治咳嗽气逆，能够惊悸安定，并能辟除邪恶鬼魅，解除蛊毒，治疗鬼疰，除灭蛔虫、赤虫、蛲虫等寄生虫。长期服用能使人神志清醒、洞明通达。又叫作薇芜。产于河边泽畔水草丛生处。

黄连

产地分布：目前主要产地为湖北省利川市及重庆市石柱县。
成熟周期：栽种2～4年的黄连均开花结果，采收季节为每年夏季。
形态特征：多年生草本。根茎有分枝，形如鸡爪。叶基生，有长柄；
　　　　　叶片卵状三角形，三全裂，中央裂片棱形，羽毛深裂，边
　　　　　缘有锯齿。花葶1～2条，顶生，聚伞花序有3～8花。
功　　效：清热燥湿，泻火解毒。

【原文】

黄连，味苦，寒。主热气目痛，眦伤泣出，明目；肠澼，腹痛下痢；妇人阴中肿痛。久服令人不忘。一名王连。生川谷。

【译文】

黄连，味苦，性寒。主治热邪目痛，眼角损伤流泪，具有明目的功效；能够治疗腹泻、腹痛、痢疾；妇女阴中肿痛。长期服用能够增强记忆力。又叫作王连。产于河谷地带。

对症下药

病症	配方	功效
痧疹已透烦躁不止	黄连同西河柳、黄芩、黄柏、石膏、知母、甘草	解毒，缓解心火亢盛
火症盗汗	黄连同当归、枣仁、圆肉、生地、黄芩、黄柏、黄芪	清热燥湿，泻火解毒
各种赤白痢疾，里急后重、腹痛	香连丸：宣黄连、青木香等份，捣碎后筛过，加白蜜调和做成丸子，如梧桐子大，每次空腹服二三十丸，一日二次，其效如神	止痢止痛
眼睛突然红痛	用黄连和冬青叶煎汤洗眼	明目，止眼痛

叶 ［性味］味苦，性寒，无毒
［主治］主心病逆而盛，心积伏梁

花 ［性味］味苦，性寒，无毒
［主治］五劳七伤，能益气，止心腹痛

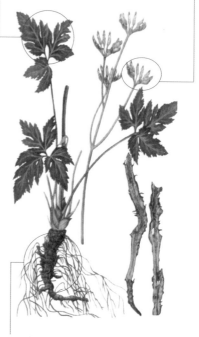

根 ［性味］味苦，性寒，无毒
［主治］主热气，治目痛眦伤流泪，能明目

络石

络石

产地分布：黄河以南各省都有分布。

成熟周期：花期4-5月。

形态特征：常绿藤本。初夏5月开白色花，花冠高脚碟状，裂片偏斜呈螺旋形排列，芳香。常见栽培的还有花叶络石，叶上有白色或乳黄斑点，并带有红晕；小叶络石，叶小披针形。

功　　效：主治风热灼伤、肌肉麻木；口干舌燥，喉舌肿胀。

【原文】

络石，味苦，温。主风热死肌；痈伤，口干舌焦，痈肿不消；喉舌肿，水浆不下。久服轻身明目，润泽好颜色，不老延年。一名石鲮。生川谷。

【译文】

络石，味苦，性温。主治风热灼伤、肌肉麻木；外伤导致的痈肿，口干舌燥，痈肿不能消散；喉咙口腔肿痛、喉舌肿胀，汤水不能下咽。长期服用能够使身体轻巧、眼睛明亮、肌肤润泽、容光焕发，延年益寿。又叫作石鲮。产于山川河谷地带。

蒺藜子

蒺藜

产地分布：分布于全国各地。
成熟周期：5-8月采收。
形态特征：全株被绢丝状柔毛。托叶披针形，叶为偶数羽状复叶；先端尖或钝，表面无毛或仅沿中脉有丝状毛，背面被以白色伏生的丝状毛。果实为离果，五角形或球形，背面有短硬毛及瘤状突起。
功　　效：祛风和血。

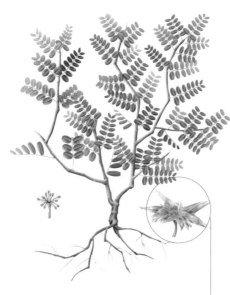

子 [性味] 味苦，性温
[主治] 主恶血，破症瘕积聚

【原文】

蒺藜子，味苦，温。主恶血，破症结积聚；喉痹；乳难。久服长肌肉；明目；轻身。一名旁通，一名屈人，一名止行，一名豺羽，一名升推。生平泽，或道旁。

【译文】

蒺藜子，味苦，性温。主治瘀滞死血，能破除症瘕瘀积；喉痹肿痛，女子难产。长期服用能够增长肌肉，眼睛明亮，身体轻巧。又叫作旁通、屈人、止行、豺羽、升推。产于水草丛杂的平地或道路两旁。

对症下药

病症	配方	功效
腰脊引痛	用蒺藜子捣成末，加蜜做成如胡豆大的丸子，每次用酒送服二丸，一日三次	祛风止痛
通身浮肿	用杜蒺藜每天煎汤洗	活血消肿
便秘	蒺藜子（炒）一两、猪牙皂荚（去皮、酥炙）五钱，共研为末。每次用盐茶汤送服一钱	润肠通便
月经不通	杜蒺藜、当归等份，研为末。每次用米汤送服三钱	通经调经
白癜风	用白蒺藜子六两，生捣为末。每次用白开水送服二钱，一日二次。一月后断根。服至半个月时，白处见红点，即预示有效	补益肝肾，活血祛风

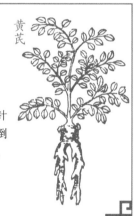

黄芪

黄芪

产地分布：主产于山西、黑龙江、辽宁、河北等地。
成熟周期：春秋季采挖。
形态特征：多年生草本。茎直立，具棱；被长毛。叶互生；托叶披针形。总状花序生茎上部叶腋；淡黄色，蝶形花冠，旗瓣倒卵形；子房有柄，花后荚果膨胀，长圆形，果外被短毛，内有种子3～8粒。
功　　效：补气、固表、利尿。

【原文】

黄芪，味甘，微温。主痈疽久败疮，排脓止痛；大风癞痫；五痔鼠瘘；补虚小儿百病。一名戴糁。生山谷。

【译文】

黄芪，味甘，性微温。主治长期痈疽形成的破损伤烂，能够排脓止痛；并能治疗严重风邪所致的皮肤病、各种痔疮及鼠瘘；具有补虚损及治疗多种小儿疾病的功效。又叫作戴糁。产于山中的深谷处。

花 [性味] 味甘，性微温，无毒
[主治] 月经不调，痰咳，头痛，热毒赤目

根 [性味] 味甘，性微温，无毒
[主治] 主痈疽久败疮，排脓止痛

病症	配方	功效
小便不通	绵黄芪二钱，水二盏，煎成一盏，温服，小儿减半	利尿通便
气虚所致小便混浊	盐炒黄芪半两，茯苓一两，共研为细末，每服一钱，白开水送服	益气壮筋骨，生肌补血
阴汗湿痒	用黄芪酒炒后研为细末，切熟猪心蘸着吃	逐恶血，除邪气
吐血不止	黄芪二钱半，紫背浮萍五钱，研为细末，每服一钱，姜蜜水送下	补肺气，养脾胃
胎动不安下黄水，腹中作痛	黄芪、川芎各一两，糯米一合，水一升，煎成半升，分次服用	安胎止痛

肉苁蓉

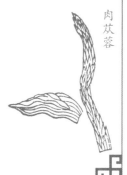

肉苁蓉

产地分布：主产内蒙古、甘肃、新疆、青海。

成熟周期：2-8月采挖。

形态特征：扁圆柱形，稍弯曲。表面棕褐色或灰棕色，密被覆瓦状排列的肉质鳞片。

功　　效：补肾阳，益精血，润肠通便。

【原文】

肉苁蓉，味甘，微温。主五劳七伤，补中，除茎中寒热痛；养五脏，强阴，益精气，多子；妇人症瘕。久服轻身。生山谷。

【译文】

肉苁蓉，味甘，性微温。主治身体的五种劳损七种损伤，能祛除阴茎发寒发热的疼痛症状；调养五脏，益养阴精，使人精气旺盛，多生子嗣；还可以治疗妇女症瘕。长期服用能够使身体轻巧。产于山中的深谷处。

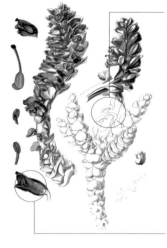

茎 [性味]味甘，性微温，无毒
[主治]主五劳七伤，补中，除阴茎寒热痛

花 [性味]味甘，性微温，无毒
[主治]妇女腹内积块，久服则轻身益髓

对症下药

病症	配方	功效
妇人不孕	肉苁蓉同白胶、杜仲、地黄、当归、麦门冬	滋阴补肾
阳痿及老人阳衰、一切肾虚腰痛	肉苁蓉同人参、鹿茸、牡狗茎、白胶、杜仲、补骨脂	补肾壮阳
汗多便秘	肉苁蓉同沉香、脂麻丸	调养五脏，润肠通便
肾虚小便混浊	肉苁蓉、鹿茸、山药、白茯苓等份，研为末，加米糊调和做成梧子大的丸子，每次用枣汤送服三十丸	补肾养身

防风

产地分布： 分布于辽宁、吉林、黑龙江、内蒙古、河北、山东、河南、陕西、山西、湖南等地。

成熟周期： 花期8-9月，果期9-10月。

形态特征： 多年生草本。高30~80厘米，全体无毛。羽状复叶，叶片狭长。开白色小花。根粗壮，茎基密生褐色纤维状的叶柄残基。茎单生，2歧分枝。基生叶三角状卵形；顶生叶简化，具扩展叶鞘。

功　　效： 祛风解表，胜湿止痛，止痉。

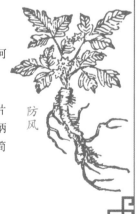

防风

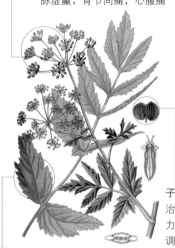

花 [主治] 四肢拘急，不能走路，经脉虚羸，骨节间痛，心腹痛

根 [性味] 味甘，性温 [主治] 主大风头眩痛，恶风

子 [主治] 风证力强，可调配食用

叶 [主治] 中风，出热汗

防风，味甘，温。主大风头眩痛，恶风；风邪目盲无所见；风行周身骨节疼痹，烦满。久服轻身。一名铜芸。生川泽。

【译文】

防风，味甘，性温。主治严重风邪导致的头痛眩晕，怕风；风邪所致的眼盲视物不清；因风行全身而使骨骼关节疼痛麻痹，胸中烦闷。长期服用能够使身体轻巧。又叫作铜芸。产于河流沼泽等水草丛生的地方。

对症下药

病症	配方	功效
自汗不止	防风（去芦）研为末，每次用浮小麦煎汤送服二钱	益气，固表，止汗
老年人便秘	防风、枳壳（麸炒）各一两，甘草半两，共研为末，每次用白开水送服二钱，饭前服	消风顺气，润肠通便
偏正头痛	防风、白芷等份，研为末，用蜜调制成弹子大的丸子。每次嚼服一丸，用清茶送服	散滞气，通经络，安神定志
妇人崩漏	独圣散：将防风去芦头，炙赤后研为末。每次服一钱，用面糊酒调服	行气散寒，止血通经

蒲黄

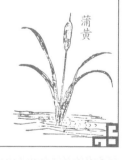

蒲黄

产地分布：分布于东北、华北、华东及陕西、甘肃、新疆、四川等地。
成熟周期：夏季采收。
形态特征：根茎匍匐，须根多。叶狭线形。花小，单性，雌雄同株。
功　　效：止血，祛瘀，利尿。

【原文】

蒲黄，味甘，平。主心、腹、膀胱寒热，利小便，止血；消瘀血。久服轻身，益气力，延年神仙。生池泽。

【译文】

　　蒲黄，味甘，性平。主治心胸、腹部、膀胱等部位的发冷或发热，能通利小便、止血，并消除瘀血。长期服用可使人身体轻巧、气力增加、延年益寿，神清气爽。产于沟渠沼泽等水草丛生处。

对症下药

病症	配方	功效
吐血咯血	蒲黄末二两，每天用温酒或冷水送服三钱	补中益气，和血脉
热毒下痢	蒲根二两，粟米二合，加水煎服，一天二次	清热止痢
产后血瘀	蒲黄三两，加水三升，煎取一升，一次服下	肺热，鼻出血
乳汁不通及乳痈	将蒲黄草根捣料外敷患处，同时煎汁服汤吃渣	下乳汁，通血脉

香蒲

产地分布：广泛分布于全国各地。
成熟周期：花期6-7月，果期7-8月。
形态特征：多年生宿根性沼泽草本植物。根状茎白色，长而横生，节部处生许多须根，老根黄褐色。茎圆柱形，直立，质硬而中实。叶扁平带状。花小，无花被，有毛。果序圆柱状，褐色，坚果细小，具多数白毛。内含细小种子，椭圆形。
功　　效：坚齿，明目，聪耳。

【原文】

　　香蒲，味甘，平。主五脏、心下邪气，口中烂臭；坚齿；明目；聪耳。久服轻身耐老。一名睢。生池泽。

【译文】

　　香蒲，味甘，性平。主治五脏和胃部有邪气，导致口中溃烂的恶臭之气，具有坚固牙齿、明亮眼睛、增强听力的功效。长期服用能够使身体轻巧，延缓衰老。又叫作睢。产于沟渠沼泽等水草丛生处。

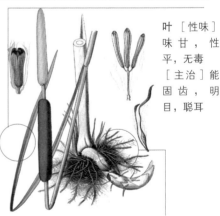

叶 [性味]味甘，性平，无毒
[主治]能固齿，明目，聪耳

根 [性味]味甘，性平，无毒
[主治]除五脏、心下邪气，口中烂臭

续断

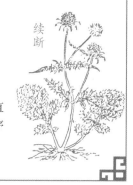

续断

产地分布：主产于四川、湖北、湖南、贵州。

成熟周期：3月以后生苗，4月开花，8-10月采挖。

形态特征：多年生草本。根圆锥形，有数条并生，外皮黄褐色。茎直立，多分枝，生细柔毛，棱上有疏刺毛。叶对生。头状花序近球形。瘦果椭圆楔形，通常外被萼片，有四棱，浅褐色。

功　　效：补肝肾，强筋骨，续折伤，止崩漏。

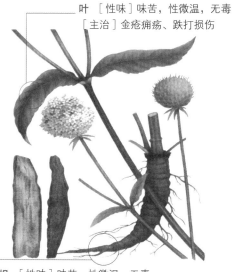

叶　[性味]味苦，性微温，无毒
[主治]金疮痈疡、跌打损伤

根　[性味]味苦，性微温，无毒
[主治]主伤寒，补不足

【原文】

续断，味苦，微温。主伤寒；补不足；金疮痈伤；折跌，续筋骨；妇人乳难。久服益气力。一名龙豆，一名属折。生山谷。

【译文】

续断，味苦，性微温。主治伤于风寒；能够补益虚损，治疗被金属创伤而感染形成的痈疮，跌打损伤，能够续接筋骨；还能治疗妇人难产。长期服用能够增益气力。又叫作龙豆、属折。产于山中的深谷处。

对症下药

病症	配方	功效
胎不安	续断同杜仲、枣肉丸	安胎
产后诸疾、血晕、心闷烦热、气接不上、心头硬、乍寒乍热	用续断皮一把，加水三升，煎取二升，分三次服	补益虚损
跌打损伤	用续断草叶捣烂外敷	止痛，生肌肉

漏芦

产地分布：黑龙江、吉林、辽宁、内蒙古等地。

成熟周期：花期5-9月，果期6-10月。

形态特征：圆锥形或扁片块状，多扭曲。表面暗棕色、灰褐色或黑褐色，粗糙，具纵沟及菱形的网状裂隙。外层易剥落，根头部膨大，有残茎及鳞片状叶基，顶端有灰白色茸毛。

功　　效：清热解毒，消痈，下乳，舒筋通脉。

【原文】

漏芦，味苦，寒。主皮肤热；恶疮，疽、痔；湿痹；下乳汁。久服轻身益气，耳目聪明，不老延年。一名野兰。生山谷。

【译文】

漏芦，味苦，性寒。主治皮肤发热，顽固性恶疮，疽、痔，湿邪导致的痹证，能够下乳汁。长期服用能使身体轻巧、气力增加，耳聪目明，延缓衰老、益寿延年。又叫作野兰。产于山中的深谷处。

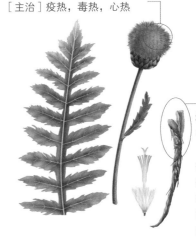

花 ［性味］味苦，性凉，无毒
［主治］疫热，毒热，心热

根 ［性味］味苦，性寒 ［主治］乳痈肿痛，痈疽发背，瘰疬疮毒，乳汁不通，湿痹拘挛

天名精

产地分布：全国。

成熟周期：花果期6-10月。

形态特征：茎直立，有细软毛，嫩时较多，老时渐脱落，上部多分枝。基部叶宽椭圆形，花后凋落；下部叶互生，稍有柄，顶端尖或钝，全缘或有不规则的锯齿，表面绿色较深，光滑或略粗糙，背面有细软毛和腺点；上部叶长椭圆形，无柄，向上逐渐变小。

功　　效：吐痰止疟，治牙痛、口紧、喉痹。

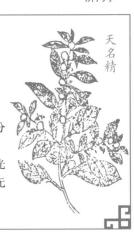

天名精

【原文】

天名精，味甘，寒。主瘀血血瘕欲死下血，止血；利小便。久服轻身耐老。一名麦句姜，一名蛤蟆蓝，一名豕首。生川泽。

天名精，味甘，性寒，主治瘀血导致血瘕症将终结散尽时的下部出血，具有止血、通利小便的作用。长期服用能够使身体轻巧、延缓衰老。又叫作麦句姜、蛤蟆蓝、豕首。产于河边沼泽的水草丛生处。

对症下药

病症	配方	功效
男女吐血	将天名精晒干研为末，每次用茅花泡汤调服一二钱，一日二次	破血，除烦热
疔疮肿毒	天名精叶和浮在表面的酒糟一起，捣烂后敷患处	清热解毒
发背初起	天名精捣汁一升，每日服二次，直至病愈	解毒，化瘀血

决明子

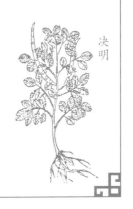

决明

产地分布：分布于广西、广东、福建、台湾、云南、山东、河北、浙江、安徽。

成熟周期：花期7-9月，果期10月。

形态特征：羽状复叶，有小叶6片，叶柄无腺体，在叶轴2小叶之间有1腺体。花通常2，腋生，总花梗极短。荚果线形，种子多数菱形，淡褐色，有光泽。

功　　效：清肝明目，降压，润肠。

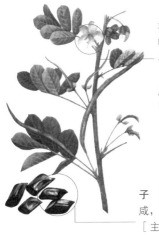

花 [性味] 味咸，性平，无毒 [主治] 结膜炎，白内障

子 [性味] 味咸，性平，无毒 [主治] 视物不清，眼睛浑浊

【原文】

决明子，味咸，平。主青盲；目淫肤赤白膜，眼赤痛、泪出。久服益精光；轻身。生川泽。

【译文】

决明子，味咸，性平。主治眼睛外观正常，但看不见东西，眼球上生有红色、白色翳膜，目赤疼痛、流泪不止。长期服用则目光明亮，身体轻巧。产于河边沼泽等水草丛生处。

丹参

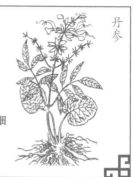

丹参

产地分布：全国大部分地区。

成熟周期：5月采根。

形态特征：叶如野苏而尖，青色有皱毛。小花成穗像蛾形，中间有细子，根皮红而肉色紫。

功　　效：活血，通心包络，治疝气痛。

【原文】

丹参，味苦，微寒。主心腹邪气，肠鸣幽幽如走水，寒热积聚；破症除瘕；止烦满；益气。一名郤蝉草。生川谷。

【译文】

丹参，味苦，性微寒。主治胸腹有邪气，肠中发出幽幽的声音，好像有水在流动，寒热之气积聚不散，能够破除症瘕，止消烦闷，增加气力。又叫作郤蝉草。产于山川河谷地带。

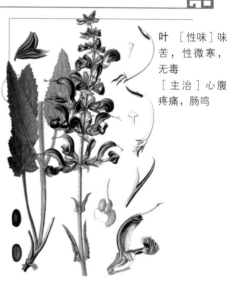

叶 [性味]味苦，性微寒，无毒

[主治]心腹疼痛，肠鸣

对症下药

病症	配方	功效
月经不调，胎动不安，产后恶露不净；冷热劳，腰脊痛，骨节烦疼	丹参散：取丹参洗净切片，晒干研细。每次用温酒送服二钱	通利关节血脉，破瘀血，生新血
胎漏下血	用丹参十二两、酒五升，煮取三升。每次温服一升，一日三次。也可以用水煎服	安胎
寒疝腹痛，小腹和阴部牵引痛，自汗	用丹参一两研末，每次热酒送服二钱	通心包络，活血止痛
小儿惊痫发热	丹参摩膏：丹参、雷丸各半两，猪油二两，同煎沸，滤去渣，取汁收存。用时，摩小儿身体表面，每日三次	镇惊祛热

飞廉

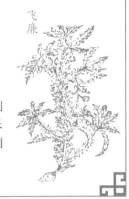

飞廉

产地分布：新疆天山、准噶尔阿拉套、准噶尔盆地。

成熟周期：花期5-7月。

形态特征：二年生草本。茎直立，具纵棱，棱有绿色间歇的三角形刺齿状翼。叶互生。花全为管状花，两性，紫红色。瘦果长椭圆形，先端平截，基部收缩；冠毛白色或灰白色，呈刺毛状，稍粗糙。

功　　效：祛风，清热，利湿，凉血散瘀。

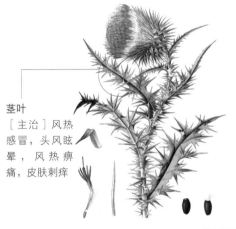

茎叶

［主治］风热感冒，头风眩晕，风热痹痛，皮肤刺痒。

【原文】

　　飞廉，味苦，平。主骨节热，胫重酸痛。久服令人身轻。一名飞轻。生川泽。

【译文】

　　飞廉，味苦，性平。主治骨头关节发热，小腿胫骨沉重酸痛。长期服用能使身体轻巧。又叫作飞轻。产于河流池泽的水草丛生处。

五味子

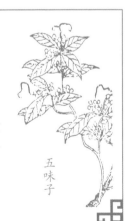

五味子

产地分布：东北三省、河北、山西、宁夏、山东、陕西等省区。

成熟周期：花期5-7月，果期9-10月。

形态特征：茎长4～8米，小枝灰褐色，叶倒卵形至椭圆形，生于老枝上的簇生，在幼枝上的互生。开乳白色或淡红色小花，单性，雌雄同株或异株，有细长花梗。夏秋结浆果，球形，聚合成穗状，成熟时呈紫红色。

功　　效：收敛固涩，益气生津，补肾宁心。

【原文】

　　五味子，味酸，温。主益气；咳逆上气；劳伤羸瘦，补不足；强阴，益男子精。一名会及。生山谷。

【译文】

五味子，味酸，性温。主要功效为益气；能够治疗咳嗽气喘，身体劳损、形体瘦弱，补充不足；具有补虚强阴的功效，增益男子精液。又叫作会及。产于山中的深谷处。

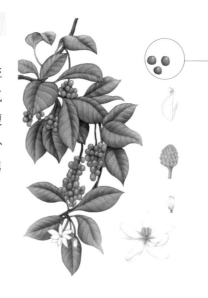

果实 ［性味］味酸、甘，性温，归肺、心、肾经
［主治］久嗽虚喘，遗尿，尿频，久泻不止，盗汗，津伤口渴，心悸失眠

对症下药

病症	配方	功效
夏月困乏无力	五味子同黄芪、麦门冬、黄柏	益气，补虚劳
痰嗽并喘	五味子同白矾末，猪肺蘸服	化痰止咳
肝虚泄精，阳事不起	五味子专为末	强阴益精

旋花

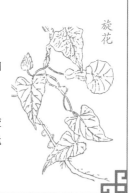

旋花

产地分布：东北、华北、华东、中南及陕西、宁夏、甘肃、新疆、四川、贵州等省区。

成熟周期：花期5-7月，果期7-8月。

形态特征：多年生草本，全株无毛。茎缠绕，有棱，多分枝。叶柄较叶片略短。花单生叶腋，花梗长，有棱。蒴果球形，无毛，种子卵状三棱形，无毛。

功　　效：益气，养颜，涩精。主遗精，遗尿。

【原文】

旋花，味甘，温。主益气；去面皯黑色，媚好。其根，味辛，主腹中寒热邪气，利小便。久服不饥，轻身。一名筋根花，一名金沸。生平泽。

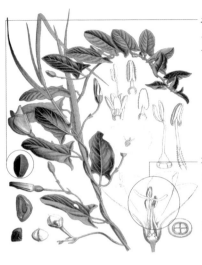

子 ［性状］种子黑褐色，长约4毫米，表面有小疣

花 ［性状］花冠通常白色或有时淡红色或紫色，漏斗状
［主治］益气；养颜；涩精。主遗精；遗尿

【译文】

　　旋花，味甘，性温。主要功效是益气；能够去掉面部黑气，使皮肤容颜靓丽。它的根，味道辛涩，主治腹中的寒热邪气，具有使小便通畅的作用。长期服用可使人耐饥饿，身体轻巧。又叫作筋根花、金沸。产于水草丛生的平地。

兰草

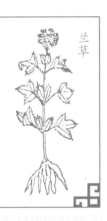

兰草

产地分布：江浙地带。
成熟周期：花期2-3月。
形态特征：多年生草本。根肉质肥大，无根毛，有共生菌。叶线形或剑形，革质，直立或下垂。花单生或成总状花序，花梗上着生多数苞片；花两性，具芳香。种子细小，呈粉末状。
功　　效：生血，调气，生津止渴，滋润肌肤。

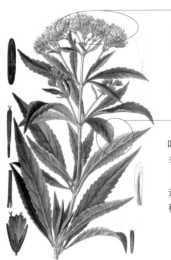

花 ［性味］味辛，性平，无毒
［主治］能生血，调气

叶 ［性味］味辛，性平，无毒
［主治］能利水道，杀蛊毒，辟秽邪

【原文】

　　兰草，味辛，平。主利水道；杀蛊毒，辟不祥。久服益气，轻身，不老，通神明。一名水香。生池泽。

【译文】

　　兰草，味辛，性平。主要功效是通利水道，能够杀灭蛊毒，避除不祥晦气。长期服用能够增添气力，使身体轻巧，延缓衰老，使神志通明。又叫作水香。产于沟渠沼泽等水草丛生处。

蛇床子

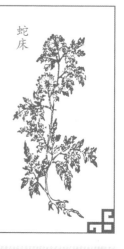

蛇床

产地分布：河北、浙江、江苏、四川。

成熟周期：花期4-7月，果期6-8月。

形态特征：一年生草本。茎直立，有分枝，表面有纵沟纹，疏生细柔毛。基生叶有长柄，柄基部扩大成鞘状。复伞形花序顶生或腋生；花白色，花柱基短圆锥形。双悬果宽椭圆形，果棱具翅。

功　　效：温肾壮阳，燥湿，祛风，杀虫。用于阳痿、寒湿带下，外治外阴湿疹、妇人阴痒。

【原文】

蛇床子，味苦，平。主妇人阴中肿痛；男子阴痿；湿痒；除痹气，利关节；癫痫；恶疮。久服轻身。一名蛇米。生川谷及田野。

【译文】

蛇床子，味苦，性平。主治妇女阴部内肿痛，男子阳痿，阴部湿痒，能够逐除痹气，通利关节，还可以治疗癫痫、恶疮。长期服用能使身体轻巧。又叫作蛇米。产于山川河谷地带或田野上。

对症下药

病症	配方	功效
阳事不起	蛇床子、五味子、菟丝子等份，共研为末，炼蜜调成梧子大的丸子，每次用温酒送服三十丸，一日三次	温肾益阳
妇人阴痒	用蛇床子一两，白矾二钱，煎汤频洗	除痹气，散寒止痒
男子阴肿胀痛	将蛇床子研为末，用鸡蛋黄调匀敷患处	除痹气，散寒消肿
痔疮肿痛不可忍者	用蛇床子煎汤熏洗患处	通行经络，消肿止痛
风虫牙痛	用蛇床子煎汤，趁热含漱	祛风止痛

地肤子

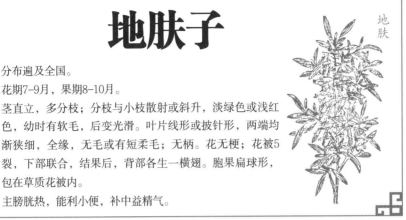

地肤

产地分布：分布遍及全国。

成熟周期：花期7-9月，果期8-10月。

形态特征：茎直立，多分枝；分枝与小枝散射或斜升，淡绿色或浅红色，幼时有软毛，后变光滑。叶片线形或披针形，两端均渐狭细，全缘，无毛或有短柔毛；无柄。花无梗；花被5裂，下部联合，结果后，背部各生一横翅。胞果扁球形，包在草质花被内。

功　　效：主膀胱热，能利小便，补中益精气。

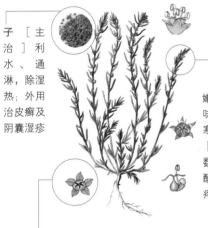

子 ［主治］利水、通淋，除湿热；外用治皮癣及阴囊湿疹

嫩茎叶 ［性味］味苦，性寒，无毒
［主治］小便数多，或热痛酸楚，手足烦疼

花 ［性味］味苦，性寒
［主治］赤白痢，泄泻，热淋，目赤，雀盲，皮肤风热赤肿

【原文】

地肤子，味苦，寒。主膀胱热，利小便；补中益精气。久服耳目聪明，轻身耐老。一名地葵。生平泽及田野。

【译文】

地肤子，味苦，性寒。主治膀胱结热，能通利小便，具有补内脏、益精气的作用。长期服用能够使耳聪目明，身体轻巧、延缓衰老。又叫作地葵。产于水草丛生处或田野上。

对症下药

病症	配方	功效
风热赤目	地肤子（焙）一升、生地黄半斤，取汁和成饼，晒干研为末，每次空腹服三钱，酒送下	祛热解毒，明目聪耳
血痢不止	地肤子五两，地榆、黄芩各一两，同研末。每服方寸匕，温水调下	和气，涩肠胃
治胁痛	六七月取地肤子，阴干，末。服方寸匕，日五六服	补中益气，止痛

景天

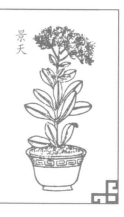

景天

产地分布：东北及河北、山西、江苏、浙江、安徽、河南、湖北、四川、贵州、云南、陕西等地。

成熟周期：花期7-10月。

形态特征：多年生肉质草木。有节，微被白粉，茎柱形粗壮，呈淡绿色。叶灰绿色，卵形或卵圆形，扁平肉质，叶上缘有时微具波状齿。

功　　效：祛风利湿，活血散瘀，止血止痛。

【原文】

景天，味苦，平。主大热，火疮，身热烦；邪恶气。花，主女人漏下赤白；轻身，明目。一名戒火，一名慎火。生川谷。

【译文】

景天，味苦，性平。主治热毒高烧，火烧伤所致的火疮，身体燥热烦闷，能祛除邪恶之气。它的花，主治妇女的赤白带下；具有轻身、明目的功效。又叫作戒火、慎火。产于山川河谷地带。

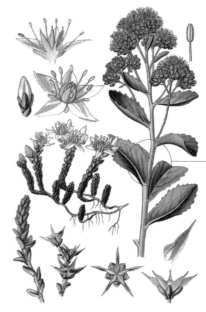

茎叶　[主治]疔疮痈肿，跌打损伤，鸡眼，烧烫伤，毒蛇咬伤

茵陈蒿

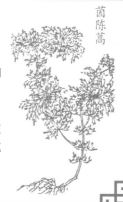

茵陈蒿

产地分布：主产陕西、山西、安徽。此外，分布于山东、江苏、湖北、河南、河北、福建。

成熟周期：春季幼苗高约10厘米时采收。

形态特征：表面有纵条纹，紫色，多分枝，老枝光滑，幼嫩枝被有灰白色细柔毛。花枝上的叶无柄，羽状全裂，裂片呈线形或毛管状。头状花序多数，密集呈圆锥状。

功　　效：清热利湿。治湿热黄疸，小便不利，风痒疮疥。

【原文】

茵陈蒿，味苦，平。主风湿、寒热邪气；热结黄疸。久服轻身益气，耐老。生邱陵阪岸上。

【译文】

茵陈蒿，味苦，性平。主治风湿和寒热的邪气，湿热郁结导致的黄疸病。长期服用能够使身体轻巧、增添气力，延缓衰老。产于大小土丘或坟地、高坡上。

对症下药

病症	配方	功效
酒疸	茵陈同川莲、干葛、黄柏、苡仁、北味	清利湿热，解酒毒
谷疸	茵陈同二术、茯苓、泽泻、车前、木通、陈皮、神曲、红曲	清热化湿，化解胃中谷气
女劳疸	茵陈同生地、石斛、木瓜、牛膝、黄柏	滋补肾阴，化湿解表

杜若

杜若

产地分布：中北部中低海拔阔叶林下潮湿处。
成熟周期：花期6-7月，果期8-10月。
形态特征：多年生直立或上升草本，有细长的横走根茎。叶常聚集于茎顶，暗绿色，背面有细毛。顶生圆锥花序常由轮生的聚伞花序组成，花红色。果圆球形，成熟时暗蓝色。
功　　效：理气治痛，疏风消肿。

【原文】

杜若，味辛，微温。主胸胁下逆气；温中，风入脑户，头肿痛，多涕泪出。久服益精明目，轻身。一名杜蘅。生川泽。

【译文】

杜若，味辛，性微温。主治胸胁下有向上的逆气，能温补内脏，并且能够祛风宣窍，治疗头部肿痛，鼻涕、眼泪俱下。长期服用能够补益精气、增强视力，使身体轻巧。又叫作杜蘅。产于河流池泽等水草丛生处。

沙参

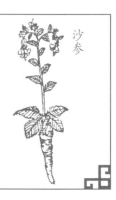

沙参

产地分布：分布于江苏、安徽、浙江、江西、湖南等地。

成熟周期：2月、8月采根。

形态特征：生长在沙地上，长30多厘米，生于黄土地的则短而小，根和茎上都有白汁。

功　　效：养阴润肺，益胃生津。

【原文】

沙参，味苦，微寒。主血积；惊气；除寒热；补中益肺气。久服利人。一名知母。生川谷。

【译文】

沙参，味苦，性微寒。主治瘀血，惊恐不安，能祛除发冷、发热的症状，具有补内脏、益肺气的功效。长期服用对人体有益。又叫作知母。产于山川河谷地带。

对症下药

病症	配方	功效
肺热咳嗽	用沙参半两，水煎服	清肺热，止咳平喘
突然患疝痛，小腹及阴中绞痛	沙参捣筛研末，酒送服方寸匕	止痛，润肺，补胃
妇女白带增多	用沙参研细，每次服二钱，米汤送下	止带，补阴

徐长卿

产地分布：分布于黑龙江、吉林、辽宁、河南、浙江、福建、四川、广东、广西等地。

成熟周期：3月采挖。

形态特征：表面淡黄白色至淡棕黄色，具微细的纵皱纹，并有纤维的须根。

功　　效：祛风化湿，止痛止痒。

花 [性味]味辛，性温，无毒
[主治]主疫疾邪恶气，温疟

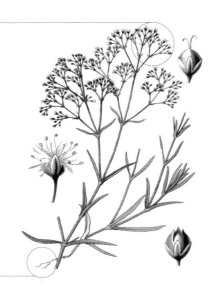

根 [性味]味辛，性温，无毒
[主治]主鬼物百精，蛊毒

【原文】

徐长卿，味辛，温。主鬼物百精；蛊毒；疫疾邪恶气；温疟。久服强悍，轻身。一名鬼督邮。生山谷。

【译文】

徐长卿，味辛，性温。主治鬼邪和各种精魅，能治疗蛊毒等恶性疾病，祛除邪恶秽浊之气，可治疗温疟。长期服用能强身健体。又叫作鬼督邮。产于山中的深谷处。

石龙刍

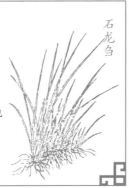

石龙刍

产地分布：生长于水田中及潮湿地区。分布于广西、浙江等地。
成熟周期：花期为夏季。
形态特征：多年生草本，根茎横走。茎圆筒状，细长，下部有茶褐色
　　　　　鳞片状叶。聚伞花序侧生于茎的一面，由多数小花缀成，
　　　　　花淡绿色，具短柄。蒴果，内含种子多数。
功　　效：利水，通淋。治淋病，小便不利。

【原文】

石龙刍，味苦，微寒。主心腹邪气，小便不利，淋闭；风湿；鬼疰；恶毒。久服补虚羸，轻身，耳聪目明，延年。一名龙须，一名草续断，一名龙珠。生山谷。

【译文】

石龙刍，味苦，性微寒。主治腹内有邪气，从而导致小便不利，形成癃闭；能够治疗风湿、鬼疰、恶毒等症。长期服用能够补益羸弱身体，使身体轻巧，耳聪目明，延年益寿。又叫作龙须、草续断、龙珠。产于山中的深谷处。

云实

产地分布：长江流域以南各省。
成熟周期：花期5月，果期8-10月。
形态特征：落叶攀缘灌木，密生倒钩状刺。总状花序顶生，黄色，有光泽；雄蕊稍长于花冠，花丝下半部密生茸毛。荚果长椭圆形。
功　　效：发表散寒，活血通经，解毒杀虫。

【原文】

云实，味辛，温。主泄痢肠澼；杀虫、蛊毒，去邪恶；结气，止痛；除寒热。花，主见鬼精物。多食令人狂走。久服轻身，通神明。生川谷。

【译文】

云实，味辛，性温。主治泄泻、痢疾；可杀虫、灭蛊毒，祛除邪恶之气；能疏通结气，具有止痛、解除恶寒发热的作用。它的花，主治产生幻觉、精神失常。服用过量会使人精神失常、四处狂奔。长期服用能使身体轻巧，神志清楚。产于山川河谷地带。

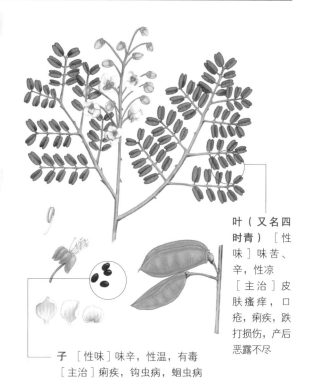

叶（又名四时青）［性味］味苦、辛，性凉
［主治］皮肤瘙痒，口疮，痢疾，跌打损伤，产后恶露不尽

子 ［性味］味辛，性温，有毒
［主治］痢疾，钩虫病，蛔虫病

王不留行

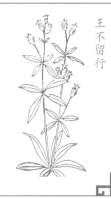

王不留行

产地分布：主产河北。

成熟周期：夏季果实成熟、果皮尚未开裂时采割。

形态特征：茎直立，上部叉状分枝，节稍膨大。叶对生，粉绿色，卵状
　　　　　披针形或卵状椭圆形，基部稍连合而抱茎。聚伞花序顶生，
　　　　　花梗细长；蒴果卵形，包于宿萼内。种子球形，黑色。

功　　效：活血通经，下乳消肿。

【原文】

　　王不留行，味苦，平。主金疮止血，逐痛出刺；除风痹；内寒。久服轻身，耐老增寿。生山谷。

【译文】

　　王不留行，味苦，性平。主治金属创伤有瘀血，能消除疼痛，具有拔刺的功效，并能祛除风痹，治疗内寒。长期服用能使身体轻巧，延年益寿。产于山中的深谷处。

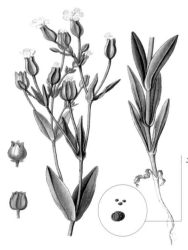

子　[性味] 味苦，性平，无毒

　　[主治] 主逐痛出刺，除风痹内寒

对症下药

病症	配方	功效
头风白屑	王不留行、香白芷等份，研为末，干撒头皮上，第二天清晨梳去	治风毒，通血脉
鼻血不止	用王不留行连茎、叶阴干，煎成浓汁温服	止血、活血通经

牡桂

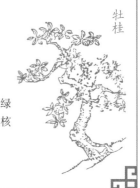

牡桂

产地分布：分布于福建、广东、广西、云南等省区。

成熟周期：花期5-7月。幼树生长10年后即可剥取树皮。

形态特征：常绿乔木。叶互生，长卵形，革质，边缘内卷，叶面深绿色有光泽。圆锥花序顶生或腋生，小花黄绿色。浆果状核果倒卵形，暗紫色，外有宿存花被。

功　　效：温肾补阳，祛寒止痛。

【原文】

牡桂，味辛，温。主上气咳逆；结气；喉痹吐吸；利关节；补中益气。久服通神，轻身不老。生山谷。

【译文】

牡桂，味辛，性温。主治气逆、咳嗽，胸中有邪气聚积，喉痹吸气困难，具有舒利关节、补中益气的作用。长期服用能够使神志清醒，身体轻巧，延缓衰老。产于山中的深谷处。

菌桂

产地分布：云南、广西、广东、福建。

成熟周期：花期6-8月，果期10月至次年2-3月。

形态特征：常绿乔木。树皮灰褐色。叶互生或近对生，革质，长椭圆形至近披针形，具叶柄。圆锥花序腋生。浆果紫黑色，椭圆形，具浅杯状果托。

功　　效：补火助阳，引火归源，散寒止痛，活血通经。

【原文】

菌桂，味辛，温。主百病。养精神，和颜色，为诸药先聘通使。久服轻身不老，面生光华，媚好，常如童子。生山谷。

菌桂，味辛，性温。主治多种疾病。能调养精神，使面色和悦，是引导药物直达病所的向导和使者。长期服用能够使身体轻巧、延缓衰老，容光焕发，妩媚娇艳，好像儿童的面容一样。产于山中的深谷处。

松脂

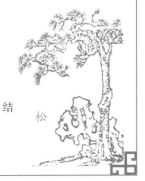

产地分布：松树全国均有分布。

成熟周期：松树2月开花，6月成熟。

形态特征：松树树皮多为鳞片状，叶子针形。花单性，雌雄同株。结球果，卵圆形或圆锥形，有木质的鳞片。

功　　效：安益五脏。

松

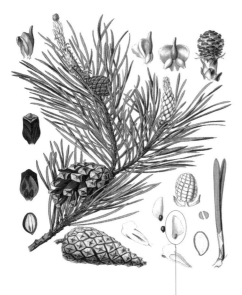

仁 ［性味］味甘，性小温，无毒
［主治］主骨节风、头眩，去死肌

【原文】

松脂，味苦，温。主痈、疽、恶疮、头疡、白秃、疥瘙风气；安五脏，除热。久服轻身，不老延年。一名松膏，一名松肪。生山谷。

【译文】

松脂，味苦，性温。主治痈、疽、恶疮、头部生疮溃疡、白秃病、疥疮瘙痒有风邪，具有安定五脏、祛除热邪的作用。长期服用能够使身体轻巧，延缓衰老、益寿延年。又叫作松膏、松肪。产于山中的深谷处。

槐实

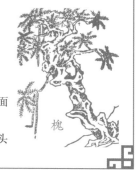

槐

产地分布：中国北方均有分布。

成熟周期：秋冬成熟。

形态特征：干燥荚果圆柱形，有时弯曲，种子间缢缩成连珠状，表面黄绿色、棕色至棕黑色，一侧边缘背缝线黄色。

功　　效：清热泻火，凉血止血。用于肠热便血，痔肿出血，肝热头痛，眩晕目赤。

【原文】

槐实，味苦，寒。主五内邪气热，止涎唾；补绝伤；五痔；火疮；妇人乳瘕，子脏急痛。生平泽。

【译文】

槐实，味苦，性寒。主治五脏内的热邪之气，能消止涎唾，续补极度损伤，治疗五种痔疮、火伤成疮、妇女乳房结块及子宫急痛。产于水草丛生的平地。

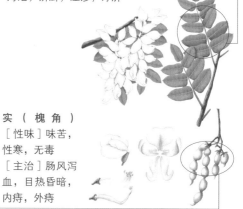

叶 [性味] 味苦，性平，无毒

[主治] 惊痫，壮热，肠风，溲血，痔疮，疥癣，湿疹，疔肿

实（槐角）

[性味] 味苦，性寒，无毒

[主治] 肠风泻血，目热昏暗，内痔，外痔

枸杞

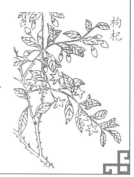

枸杞

产地分布：分布于全国各地，主产于宁夏、河北、山东、江苏、浙江、江西、湖北、四川、云南、福建等省区。

形态特征：落叶灌木。多分枝，枝细长，拱形，有条棱，常有刺。单叶互生或簇生，卵状披针形或卵状椭圆形，表面淡绿色。花紫色，漏斗状。浆果卵形或长圆形，深红色或橘红色。

功　　效：补肾益精，养肝明目，补血安神，生津止渴，润肺止咳。

【原文】

枸杞，味苦，寒。主五内邪气，热中消渴；周痹。久服坚筋骨，轻身不老。一名杞根，一名地骨，一名枸忌，一名地辅。生平泽。

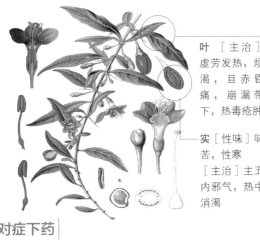

叶 [主治]
虚劳发热，烦渴，目赤昏痛，崩漏带下，热毒疮肿

实 [性味] 味苦，性寒
[主治] 主五内邪气，热中消渴

【译文】

枸杞，味苦，性寒。主治体内五脏的邪气，消除热邪，消渴；能消除全身疼痛麻痹。长期服用能够使筋骨强壮，身体轻巧、延缓衰老。又叫作杞根、地骨、枸忌、地辅。产于平原水草丛生的地方。

对症下药

病症	配方	功效
牙齿疼痛	用米醋一升，煮枸杞、白皮一升，取半升含漱	止痛
虚劳、目昏多泪、腿脚无力	枸杞酒：用甘州枸杞子煮烂捣汁，与曲、米一起酿成酒，或装入袋中浸酒煮饮	补虚、益精、壮阳、明目止泪、健腰脚
一切风疾，年久不愈	牛蒡根一升，生地黄、枸杞子、牛膝各三升，装在袋子里，泡在三升酒中，每天饮适量	除风、补益筋骨、去虚劳

橘柚

产地分布：广东、福建、四川等地。

成熟周期：秋末冬初果实成熟。

形态特征：外表面呈黄色或红棕色，有细皱纹及圆形小凹点，内表面黄白色，粗糙，呈海绵状，极易观察到圆大而紧密的凹点，基部残留有经络。质柔软，不易折断。

功　　效：理气调中，燥湿化痰。可用于治疗脾胃气滞，脘腹胀满，呕吐。

【原文】

橘柚，味辛，温。主胸中瘕热逆气，利水谷；久服去臭，下气，通神。一名橘皮。生川谷。

【译文】

橘柚，味辛，性温。主治胸中的瘕热、逆气，有利于消导水谷饮食。长期服用能够消除口臭，使体内的邪气下沉排出体外，能使人神清气爽。又叫作橘皮。产于山川河谷地带。

柏实

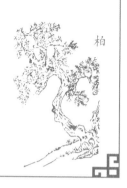

柏

产地分布：分布于东北、华北及广东、广西、陕西、甘肃、四川、云南、贵州等地。

成熟周期：3月开花，9月成熟。

形态特征：树耸直，皮薄，木质细腻，花细琐。它的果实是球形，形状如小铃，霜后四下裂开，中有大小如麦粒的几颗子。

功　　效：平肝润肾，延年壮神。

【原文】

柏实，味甘，平。主惊悸；安五脏，益气；除风湿痹。久服令人润泽美色；耳目聪明，不饥不老，轻身延年。生山谷。

【译文】

柏实，味甘，性平。主治受到惊吓而惊恐不安、心神不宁，具有安定五脏、增益气血的功效，并且能够逐除风湿痹证。长期服用能够使人面色红润有光泽、美丽动人，耳聪目明，没有饥饿感，身体轻巧、延年益寿。产于山中的深谷处。

叶　[性味]味苦，性微温，无毒
　　[主治]吐血、鼻出血、痢血、尿血

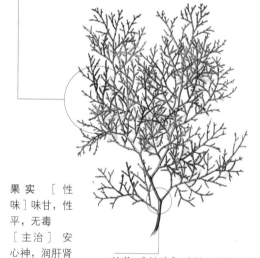

果实　[性味]味甘，性平，无毒
　　[主治] 安心神，润肝肾

枝节　[性味]味甘，性平，无毒
　　[主治] 祛风痹，治关节活动不利

对症下药

病症	配方	功效
老人便秘	柏仁同松仁、麻仁	滋阴补血
心脾虚	柏仁同白术、生地、枣肉丸	健脾养心
小儿惊痫腹满，大便青白色	柏仁研末，温水调服一钱	安心神，润肝肾

茯苓

产地分布：云南、安徽、湖北、河南、四川等地。

成熟周期：秋春间采挖。

形态特征：多为不规则的块状，球形、扁形、长圆形或长椭圆形等，大小不一。表皮淡灰棕色或黑褐色，呈瘤状皱缩，内部白色稍带粉红，由无数菌丝组成。

功　　效：利尿，镇静。

【原文】

茯苓，味甘，平。主胸胁逆气忧恚；惊邪恐悸；心下结痛，寒热烦满，咳逆，口焦舌干，利小便。久服安魂养神，不饥延年。一名茯菟。生山谷。

【译文】

茯苓，味甘，性平。主治忧郁导致的胸胁间气逆上行，因受到惊吓而产生的恐慌心悸，心下胃脘部的聚积疼痛，身体恶寒发热，心中烦满郁闷，咳嗽气逆，口干舌燥，能够通利小便。长期服用能够安魂养神，耐饥饿、延年益寿。又叫作茯菟。产于山中的深谷处。

榆皮

产地分布：产于我国东北、华北、西北、华东等地区。

成熟周期：榆树花期3-4月；果熟期4-5月。

形态特征：落叶乔木。树干直立，枝多开展，树冠近球形或卵圆形。树皮深灰色，粗糙，不规则纵裂。单叶互生，卵状椭圆形至椭圆状披针形，早春先叶开花或花叶同放，紫褐色。翅果近圆形，顶端有凹缺。

功　　效：安神，利小便。用于神经衰弱，失眠，体虚浮肿。

【原文】

榆皮，味甘，平。主大小便不通，利水道，除邪气。久服轻身不饥，其实尤良。一名零榆。生山谷。

【译文】

榆皮，味甘，性平。主治大小便不通畅，具有通利水道、祛除邪气的功效。长期服用可以使身体轻巧，耐饥饿。它的果实的效果尤其好。又叫作零榆。产于山中的深谷处。

酸枣仁

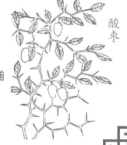

酸枣

产地分布：主产河北、陕西、辽宁、河南。

成熟周期：花期4-5月，果期9-10月。

形态特征：落叶灌木或小乔木。老枝褐色，幼枝绿色。叶互生，叶片椭圆形至卵状披针形。花2～3朵簇生叶腋，小形，黄绿色；核果近球形，熟时暗红色。

功　　效：养肝，宁心，安神，敛汗。

【原文】

酸枣仁，味酸，平。主心腹寒热邪结气聚；四肢酸疼湿痹。久服安五脏，轻身延年。生川泽。

【译文】

酸枣仁，味酸，性平。主治胸腹有寒热邪气凝聚滞留，气不畅行，四肢酸疼的湿痹证。长期服用能够使五脏安宁，身体轻巧、延年益寿。产于河边池泽的水草丛生处。

对症下药

病症	配方	功效
惊悸	枣仁同茯神、远志、麦冬、石斛、五味、圆肉、人参	镇惊
振悸不眠	枣仁同人参、茯神、白术、甘草	镇惊安神
虚烦不眠	酸枣仁汤：枣仁同知母、茯神、甘草	定心补脾，睡卧自宁

干漆

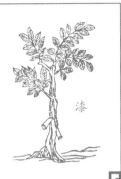

漆

产地分布：全国除黑龙江、吉林、内蒙古、新疆以外，各地均有分布。

成熟周期：漆树花期5-6月，果期7-10月。

形态特征：干漆为漆树的树脂经加工后的干燥品。呈不规则块状，黑褐色或棕褐色，表面粗糙，有蜂窝状细小孔洞或呈颗粒状。质坚硬，不易折断，断面不平坦。

功　　效：破瘀，消积，杀虫。治妇女经闭，症瘕，瘀血，虫积。

叶 ［性状］数羽状复叶螺旋状，互生，被微柔毛，近基部膨大，半圆形

果实 ［性状］外果皮黄色，无毛，具光泽，成熟后不裂

花 ［性状］花黄绿色；开花外卷；着生于花盘边缘，花丝线形

【原文】

干漆，味辛，温。主绝伤，补中，续筋骨，填髓脑；安五脏，五缓六急；风寒湿痹。生漆，去长虫。久服轻身耐老。生川谷。

【译文】

干漆，味辛，性温。主治筋骨损伤，具有补益内脏、续接筋骨的作用，能使髓脑充益、五脏充实，治疗筋、骨、血、精、气、肉六极之病，以及风寒湿邪之痹证。生漆，能够祛除蛔虫。长期服用可以使身体轻巧、延缓衰老。产于山川河谷地带。

对症下药

病症	配方	功效
小儿虫病	用干漆(捣碎，烧烟尽)、白芜黄，等份研末，每服二分至一钱，米汤送服	利小肠，除蛔虫
妇女血气痛	用湿漆一两，熬一顿饭时间，加干漆末一两，调成如梧桐子大的丸子。每服三四丸，温酒送服。怕漆人不可服	消瘀血痞结腰痛
妇女经闭或腹内肿瘕	用干漆一两(打碎，炒烟尽)、牛膝末一两、生地黄汁一升，共在慢火上熬浓，做成如梧桐子大的丸子。每服一丸，渐增至三五丸，酒或汤送服	消肿瘕，通经脉
五劳七伤	用干漆、柏仁、山茱萸、酸枣仁，等份研末，加蜜做成如梧桐子大的丸子。每服二七丸，温酒送服。一天服二次	绝伤，补中，安五脏

蔓荆实

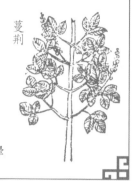

蔓荆

产地分布：主产山东、江西、浙江、福建。

成熟周期：花期7月，果期9月。

形态特征：落叶灌木。幼枝四方形，密被细茸毛；老枝圆形，无毛。叶对生，倒卵形。圆锥花序顶生；花冠淡紫色。核果球形，熟后黑色。

功　　效：疏散风热，清利头目。用于风热感冒头痛、齿龈肿痛、头晕目眩。

【原文】

蔓荆实，味苦，微寒。主筋骨间寒热；湿痹拘挛；明目坚齿，利九窍；去白虫。久服轻身耐老。小荆实亦等。生山谷。

【译文】

蔓荆实，味苦，性微寒。主治筋骨的发冷发热之症；湿痹筋脉拘挛不利；具有明目、固齿，通利九窍，去除白虫的功效。长期服用能够使身体轻捷，延缓衰老。小荆实也具有同等功效。产于山中的深谷处。

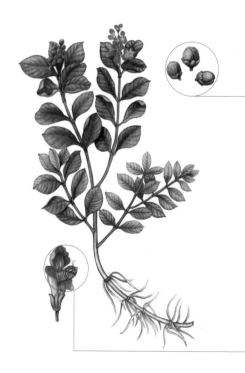

子 ［性味］味辛，性微寒，无毒

［主治］风热感冒头痛、齿龈肿痛、目赤多泪、目暗不明、头晕目眩

花 ［性状］花冠淡紫色，顶端5裂，2唇形

辛夷

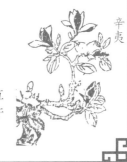

产地分布：河南、山东、江苏、浙江、安徽、江西、福建等地。
成熟周期：花期2月，果期6-7月。
形态特征：落叶灌木。干皮灰白色；小枝紫褐色，平滑无毛。叶互
　　　　　生，具短柄，无毛；叶片椭圆形或倒卵状椭圆形。花生于
　　　　　小枝，顶端花柱短小尖细。果实长椭圆形，有时稍弯曲。
功　　效：祛风，通窍。治头痛，鼻渊，鼻塞不通，齿痛。

【原文】

　　辛夷，味辛，温。主五脏、身体寒热，风头脑痛，面皯。久服下气，轻身，明目，增年耐老。一名辛矧，一名侯桃，一名房木。生川谷。

【译文】

　　辛夷，味辛，性温。主治五脏和身体有邪气导致的恶寒发热，风邪侵袭导致的头痛，脸上的黑斑。长期服用能够排气，使身轻体巧，延缓衰老。又叫作辛矧、侯桃、房木。产于山川河谷地带。

杜仲

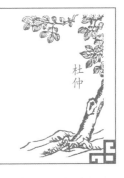

产地分布：主产于四川、陕西、湖北、河南、贵州、云南等地。
成熟周期：秋季采收。
形态特征：树高数丈，叶似辛夷，它的皮折断后，有白丝相连。
功　　效：益精气，壮筋骨，强意志。

【原文】

　　杜仲，味辛，平。主腰脊痛；补中益精气，坚筋骨，强志；除阴下痒湿，小便余沥。久服轻身，耐老。一名思仙。生山谷。

【译文】

　　杜仲，味辛，性平。主治腰脊疼痛，具有补益内脏、增强精气、强筋健骨、提神益智的功效；还可以治疗阴部湿痒，小便后滴沥不尽。长期服用能使身体轻巧，延缓衰老。又叫作思仙。产于山中的深谷处。

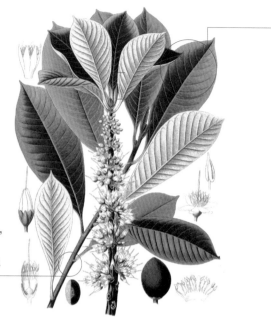

叶 [性味]
味辛，性平，
无毒
[主治]壮筋
骨，强意志

皮 [性味]味辛，性平，
无毒
[主治]腰膝痛，益精气

对症下药

病症	配方	功效
肾虚腰痛	杜仲去皮，炙黄，取一大斤，分作十剂。每夜用一剂，在一升水中浸至五更，煎至三分之二，去渣留汁，放入羊肾三四片，煮开几次，加上椒盐做羹，空心一次服下	补益肾脏
风冷伤肾，腰背虚痛	杜仲一斤，切细，炒过，放酒二升中浸十日。每日服三合	强筋健骨，益肾强精
病后虚汗及自流汗	用杜仲、牡蛎，等份研末，卧时用水送服五小匙	补益劳损，增强体质
产后诸疾及胎体不安	用杜仲去皮，瓦上焙干，捣末，煮枣肉调末做成如弹子大的丸。每服一丸，糯米汤送服。一天服二次	补益五脏，安胎气

桑上寄生

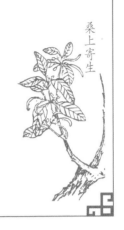

产地分布：分布于台湾、福建、广东、广西等省区。

成熟周期：花期4-10月。

形态特征：常绿寄生小灌木。叶对生或近对生，卵形或卵圆形。花排列成聚伞花序，被红褐色星状毛，花冠狭管状，柔弱，稍弯曲，紫红色，顶端卵圆形，外展。果椭圆形，具小瘤体及疏毛。

功　　效：坚肾泻火，补气温中。消热，滋补，追风。养血散热，舒筋活络。

【原文】

桑上寄生，味苦，平。主腰痛；小儿背强；痈肿；安胎；充肌肤，坚发齿，长须眉。其实，明目，轻身通神。一名寄屑，一名寓木，一名宛童。生川谷。

【译文】

桑上寄生，味苦，性平。主治腰痛，小儿背脊僵硬，痈肿，可以安胎，使肌肤充实，强健头发、坚固牙齿、促进毛发生长。它的果实，具有明目的功效，使人身体轻巧，神清气爽。又叫作寄屑、寓木、宛童。产于山川河谷地带。

女贞实

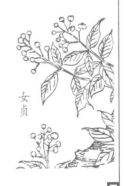

产地分布：江苏、浙江、安徽、江西、湖北、四川、贵州、广东、福建等地。

成熟周期：花期6-7月，果期8-12月。

形态特征：木犀科女贞属常绿乔木，树皮灰色、平滑。枝开展、无毛。叶革质，宽卵形至卵状披针形。圆锥花序顶生，花白色。核果长圆形，蓝黑色。

功　　效：滋补肝肾，明目乌发。主治眩晕耳鸣、两目昏花、须发早白及牙齿松动等症。

【原文】

女贞实，味苦，平。主补中，安五脏，养精神，除百疾。久服肥健，轻身不老。生山谷。

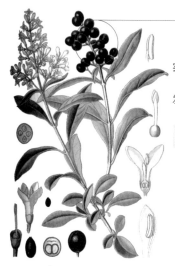

实 ［性味］味甘、微苦涩，性平

［主治］补肝肾阴，乌须明目。主治目暗不明，视力减退，须发早白，腰酸耳鸣及阴虚发热等

【译文】

　　女贞实，味苦，性平。主要功效是补益内脏，使五脏安和，调养精神，祛除多种疾病。长期服用可以使人发胖强壮，身体轻巧、延缓衰老。产于山中的深谷处。

 对症下药

病症	配方	功效
目暗不明	女贞同甘菊、生地、枸杞子、蒺藜	滋肝补肾，明目
风热赤眼	捣汁熬膏，埋地中七日	清肝明目
肝肾阴虚，眼目干涩，视物昏花，或视力减退	二子菊花饮：女贞子、枸杞子各15克，菊花10克，煎水饮	养肝明目

蕤核

产地分布：甘肃、河南、内蒙古、陕西、山西、四川等地。

成熟周期：花期4-6月，果期7-8月。

形态特征：蔷薇科落叶灌木。茎多分枝，外皮棕褐色。单叶互生或数叶簇生。花瓣白色，近圆形，有爪。核果球形，熟时黑色，表面微被蜡质白粉；果核卵圆形，稍扁，有皱纹，棕褐色。

功　　效：养肝明目。

【原文】

　　蕤核，味甘，温。主心腹结邪气，明目，目赤痛伤泪出。久服轻身，益气不饥。生川谷。

蕤核，味甘，性温。主治心腹间邪气结聚，具有明目的功效，可以治疗目赤伤痛、流泪不止。长期服用能使身体轻巧，增益气力，耐饥饿。产于山川河谷地带。

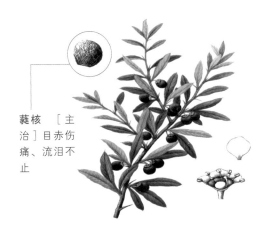

蕤核 ［主治］目赤伤痛、流泪不止

藕实茎

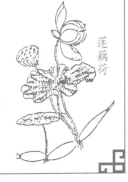

莲 藕 荷

产地分布：全国。

成熟周期：莲花花期6-9月，果期9-10月。

形态特征：属睡莲科植物，莲的根茎。肥大，有节，中间有一些管状小孔，折断后有丝相连。

功　　效：凉血补血，健脾开胃，消食止泻，滋补养性。

【原文】

藕实茎，味甘，平。主补中、养神、益气力，除百疾。久服轻身，耐老，不饥，延年。一名水芝丹。生池泽。

【译文】

藕实茎，味甘，性平。主要功效是补养内脏，养精提神，增加气力，能治疗多种疾病。长期服用能使人身体轻巧，延缓衰老，耐饥饿，延年益寿。又叫作水芝丹。产于池塘沟渠的水草丛生处。

对症下药

病症	配方	功效
时气烦渴	生藕汁一盏、生蜜一合，调匀细服	除烦热
小便热淋	生藕汁、生地黄汁、葡萄汁各等份，每服一盏，加蜜温服	通便止泻，健脾开胃
鼻血不止	藕节捣汁饮服，并取汁滴鼻中	止血散瘀
大便下血	藕节晒干研成末，每服二钱，用人参、白蜜煎汤调下，一天二次	清热凉血

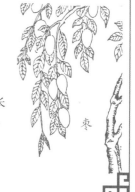

大枣

产地分布：主产于山东、河北、山西、陕西、甘肃。

成熟周期：花期5-6月，果期9-10月。

形态特征：小枝呈之字形弯曲。有长枝（枣头）和短枝（枣股），长枝之字形曲折。叶长椭圆形，先端微尖或钝，基部歪斜。花小，黄绿色，8~9朵簇生于脱落性枝（枣吊）的叶腋，成聚伞花序。核果长椭圆形，暗红色。

功　　效：润心肺，止咳，补五脏，治虚损，除肠胃癖气。

 【原文】

大枣，味甘，平。主心腹邪气，安中养脾，助十二经，平胃气，通九窍，补少气，少津液，身中不足，大惊，四肢重；和百药。久服轻身长年。叶，覆麻黄能令出汗。生平泽。

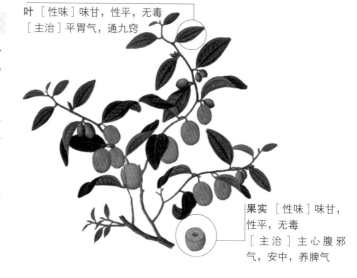

叶［性味］味甘，性平，无毒
［主治］平胃气，通九窍

果实［性味］味甘，性平，无毒
［主治］主心腹邪气，安中，养脾气

【译文】

大枣，味甘，性平。主治心腹内邪气聚积，具有安定内脏、调养脾气的功效。能佐助人体的十二经脉，并能平调胃气，通利九窍，补益体内气血津液虚少，以及身体不足。治疗严重的惊恐、四肢沉重，并能调和百药。长期服用能使人身体轻巧，延年益寿。其叶，与麻黄相配合，能令人发汗。产于水草丛杂的平原地区。

对症下药

病症	配方	功效
反胃吐食	大枣一枚去核，斑蝥一个去头翅，将斑蝥放枣内煨熟后，去斑蝥，空腹用白开水送下	平调胃气
妇女脏燥，悲伤欲哭	大枣十枚、小麦一升、甘草二两，诸药合并后每次取一两，水煎服	养脾气，平胃气
烦闷不眠	大枣十四枚、葱白七根，加水三升煮成一升，一次服下	补中益气，除烦闷，安神助眠
上气咳嗽	枣二十枚去核，酥四两用微火煎，然后倒入枣肉中渍尽酥，取枣收存。常含一枚，微微咽汁	润心肺，止咳

葡萄

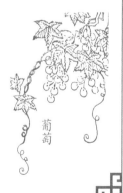

葡萄

产地分布：全国各地均有栽培。

成熟周期：夏、秋果实成熟时采收。

形态特征：高大缠绕藤本。幼茎秃净或略被绵毛；卷须二叉状分枝，与叶对生。叶片纸质，圆卵形或圆形，常3~5裂。花杂性，异株；圆锥花序大而长，与叶对生，被疏蛛丝状柔毛；花序柄无卷须；萼极小，杯状，全缘或不明显的5齿裂。

功　　效：补气血，强筋骨，利小便。

【原文】

葡萄，味甘，平。主筋骨湿痹；益气倍力；强志；令人肥健，耐饥；忍风寒。久服轻身，不老延年。可作酒。生山谷。

【译文】

葡萄，味甘，性平。主治湿邪痹阻于筋骨，能使人的气力倍增，增强记忆力，使人肥胖健壮，没有饥饿感，忍受风寒。长期服用能使人身体轻巧，益寿延年。葡萄可以用来酿酒。产于山中的深谷处。

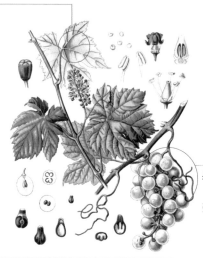

叶 [性味]味甘，性平，无毒 [主治]除肠间水，调中治淋

果实 [性味]味甘、涩，性平，无毒 [主治]主筋骨湿痹，能益气增力，强志

蓬蘽

产地分布：广东、江西、安徽、江苏、浙江、福建、台湾、河南等地。

成熟周期：花期5~6月，果期8~9月。

形态特征：灌木，高1~2米。枝褐色或红褐色，幼时被茸毛状短柔毛，疏生皮刺。花生于侧枝顶端成短总状花序或少花腋生，总花梗和花梗均密被茸毛状短柔毛和疏密不等的针刺。果实近球形，多汁液，直径1厘米，红色或橙黄色，密被短茸毛；核具明显洼孔。

功　　效：补肝肾，缩小便。

【原文】

蓬蘽，味酸，平。主安五脏，益精气，长阴令坚；强志；倍力；有子。久服轻身不老。一名覆盆。生平泽。

【译文】

蓬蘽，味酸，性平。具有安定五脏，补益精气，使阴茎坚挺，增强记忆力，体力倍增，使人能生育后代的功效。长期服用能够使身体轻巧，延缓衰老。又叫作覆盆。产于水草丛生的平原地区。

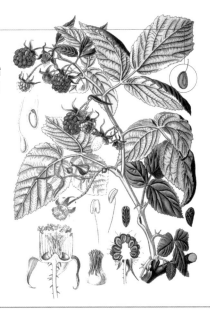

果实

［性味］味酸，性平

［主治］补肝肾，缩小便。治多尿，头目眩晕

鸡头实

产地分布：分布于东北、华北、华东、华中及西南等地。

成熟周期：9-10月间分批采收。

形态特征：全株具尖刺。根茎粗壮而短，具白色须根及不明显的茎。初生叶沉水，箭形或椭圆肾形，两面无刺；叶柄无刺；后生叶浮于水面，革质，椭圆肾形至圆形，上面深绿色，多皱褶，下面深紫色，有短柔毛，叶脉凸起，边缘向上折。叶柄及花梗粗壮。

功　　效：固肾涩精，补脾止泄。

【原文】

鸡头实，味甘，平。主湿痹腰脊膝痛，补中，除暴疾；益精气，强志，令耳目聪明。久服轻身不饥，耐老神仙。一名雁啄实。生池泽。

【译文】

鸡头实，味甘，性平。主治湿邪痹阻腰脊膝盖疼痛，补益内脏，祛除剧烈的疾病，补益精气、增强记忆力、使人耳聪目明。长期服用可使人身体轻捷，耐饥饿，延年益寿如神仙一般。又叫作雁啄实。产于池塘沟渠等水草丛生处。

对症下药

病症	配方	功效
小便不禁，遗精	鸡头实同金樱子丸，补下元虚，同白茯、秋石、莲肉、枣肉丸	壮阳，止遗
神委靡，泄泻日久，遗精	鸡头粥：鸡头实三合，煮熟后去壳，加粳米一合煮粥，每天空腹食用	能益精气，强志意，利耳目
老幼脾肾虚热及久痢	鸡头实、山药、茯苓、白术、莲肉、薏苡仁、白扁豆各四两，人参一两。俱炒燥为末，白汤调服	补脾固肾，助气涩精

胡麻

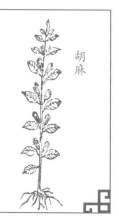

胡麻

产地分布：全国。

成熟周期：5-6月、12-1月盛产。

形态特征：茎直立，茎方形，表面有纵沟。叶对生，长椭圆形或披针形。花腋生，花冠唇形，白色，带紫红或黄色。蒴果长筒状，长2～3厘米；有2棱、4棱、6或8棱，成熟会裂开弹出种子。

功　　效：去头屑、润发，滋润肌肤，益血色。

【原文】

胡麻，味甘，平。主伤中虚羸，补五内，益气力，长肌肉，填髓脑。久服轻身不老。一名巨胜。生川泽。叶名青蘘。青蘘，味甘，寒。主五脏邪气，风寒湿痹；益气；补脑髓，坚筋骨。久服耳目聪明，不饥不老增寿，巨胜苗也。

【译文】

胡麻，味甘，性平。主治身体劳伤虚弱消瘦，具有补益五脏、增益气力、助长肌肉、填益脑髓的功效。长期服用使人身体轻巧、延缓衰老。又叫作巨胜。产于河边泽畔水草丛杂处。它的叶叫青蘘。青蘘，味甘，性寒。主治五脏内的邪气，祛除风寒湿痹；具有增益气血、补益脑髓、强健筋骨的功效。长期服用能够使人耳聪目明、耐饥饿、延缓衰老、益寿延年，是巨胜的苗。

花 [性味] 味甘，性寒，无毒 [主治] 秃发

茎叶 [主治] 麻秸烧灰，可加到点痣去恶肉的药方中使用

根 [性味] 味甘，性寒，无毒 [主治] 益气，补脑髓，坚筋骨

子 [性味] 味甘，性寒，无毒 [主治] 主五脏邪气，风寒湿痹

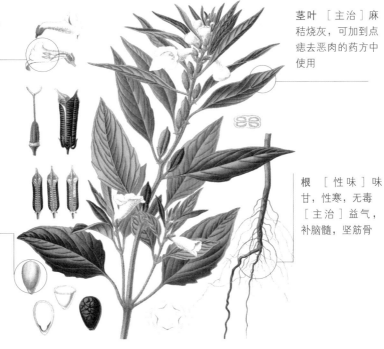

对症下药

病症	配方	功效
腰脚疼痛	新胡麻一升，熬香后捣成末。以姜汁、蜜汤、温酒送下均可	补肝肾、益精血
偶感风寒	将胡麻炒焦，乘热捣烂泡酒饮用。饮后暖卧，以微出汗为好	益气祛寒
疔肿恶疮	胡麻（烧灰）、针砂，等份研为末，用醋调敷患处，一天三次	消痈肿，补皮裂
坐板疮疥	生胡麻嚼烂外敷涂	补血活血

麻蕡

产地分布：全国。

成熟周期：花期5-6月，果期为7月。

形态特征：直立草本，高1~3米。枝具纵沟槽，密生灰白色贴伏毛。叶掌状全裂，裂片披针形或线状披针形，长7~15厘米。花黄绿色。瘦果为宿存黄褐色苞片所包，果皮坚脆，表面具细网纹。

功　　效：补中益气，延缓衰老。

【原文】

麻蕡，味辛，平。主五劳七伤，利五脏，下血寒气。多食令人见鬼狂走。久服通神明，轻身。一名麻勃。麻子，味甘，平。主补中益气。久服肥健，不老神仙。生川谷。

【译文】

麻蕡，味辛，性平。主治五脏及筋骨气血等劳伤，能使五脏调和，解除血中的寒邪之气。服用过量则会使人精神失常妄见狂奔。长期服用能使人神智清明，身体轻巧。又叫作麻勃。麻子，味甘，性平。具有补中益气的功效。长期服用能使人肥胖健壮，延缓衰老、神气清爽。产于山川河谷地带。

冬葵子

产地分布：湖南、四川、贵州、云南、江西、甘肃。

成熟周期：花期6-9月。

形态特征：圆形扁平之橘瓣状，或微呈肾形，细小，较薄的一边中央凹下，外表为棕黄色的包壳，具环形细皱纹，搓去皮壳后，种子呈棕褐色。质坚硬，破碎后微有香味。

功　　效：行水滑肠，通乳，清热排脓。

冬葵

【原文】

冬葵子，味甘，寒。主五脏六腑寒热，羸瘦；五癃，利小便。久服坚骨，长肌肉，轻身延年。

【译文】

冬葵子，味甘，性寒。主治五脏六腑的寒热之证，身体虚损瘦弱；治疗五种淋病，能通利小便。长期服用能使人骨骼强壮、肌肉增加，身体轻巧、益寿延年。

病症	配方	功效
小便血淋	葵子一升，加水三升，煮汁，一天三次	清热解毒
产后淋沥不通	冬葵子一合、朴硝八分，加水二升，煎取八合服	利水，滑肠
乳汁不通，乳房胀痛	葵子（炒香）、缩砂仁等份，研为末，热酒送服二钱	催乳汁，通血脉

苋实

产地分布：全国。

成熟周期：盛产于夏季。

形态特征：茎高80~150厘米，有分枝。叶互生，全缘，卵状椭圆形至披针形，平滑或皱缩，有绿、黄绿、紫红或杂色。花单性或杂性，穗状花序；花小，花被片膜质，3片；雄蕊3枚，雌蕊柱头2~3个。胞果矩圆形，盖裂。种子圆形，紫黑色有光泽。

功　　效：清肝明目。用于角膜云翳，目赤肿痛，凉血解毒，止痢。

【原文】

苋实，味甘，寒。主青盲明目，除邪；利大小便，去寒热。久服益气力，不饥轻身。一名马苋。生川泽。

【译文】

苋实，味甘，性寒。主治视物不见的青盲，具有明目的功效，能祛除邪气，通利大小便，消除恶寒发热。长期服用使人增益气力，耐饥饿，身体轻巧。又叫作马苋。产于河边池畔水草丛杂处。

白瓜子

产地分布：我国各地均有栽培。

成熟周期：夏末、秋初果实成熟。

形态特征：一年生草本植物。瓜形状如枕，又叫枕瓜，瓜熟之际，表面上有一层白粉状的东西。

功　　效：润泽肌肤，补益元气。

【原文】

白瓜子，味甘，平。主令人悦泽，好颜色；益气不饥。久服轻身耐老。一名水芝。生平泽。

【译文】

白瓜子，味甘，性平。主要的功效是润泽肌肤，使人容颜美好，具有补益元气的作用，令人没有饥饿感。长期服用使人身体轻巧、延缓衰老。又叫作水芝。产于水草丛杂的平原地区。

苦菜

产地分布：我国大部分地区均有分布。

成熟周期：花期4-6月。

形态特征：苦苣菜，菊科。一年至二年生草本。茎直立，中空，具乳汁。叶互生，长椭圆状广披针形。头状花序数枚。瘦果倒卵状椭圆形，扁平，成熟后红褐色。冠毛白色，细软。

功　　效：清热，凉血，解毒，明目，和胃，止咳。

【原文】

苦菜，味苦，寒。主五脏邪气，厌谷胃痹。久服安心益气，聪察少卧，轻身耐老。一名荼草，一名选。生川谷。

【译文】

苦菜，味苦，性寒。主治侵入五脏的病邪之气，厌食，胃病。长期服用能够安神益气，使人耳聪目明，精力充沛，睡眠减少，身体轻巧，延缓衰老。又叫作荼草、选。产于山川河谷地带。

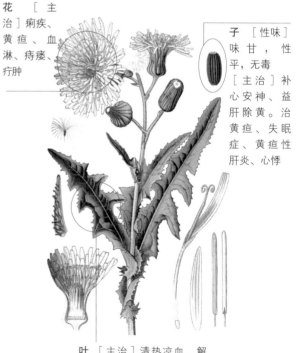

花 ［主治］痢疾、黄疸、血淋、痔瘘、疔肿

子 ［性味］味甘，性平，无毒 ［主治］补心安神、益肝除黄。治黄疸、失眠症、黄疸性肝炎、心悸

叶 ［主治］清热凉血、解毒、明目、和胃

麝香鹿

蠣牡

上品
动物
篇

龙骨

【原文】

龙骨，味甘，平。主心腹鬼疰，精物老魅；咳逆；泄痢脓血；女子漏下；症瘕坚结；小儿热气惊痫；龙齿，主小儿、大人惊痫，癫疾狂走；心下结气，不能喘息；诸痉；杀精物。久服轻身，通神明，延年。生山谷。

【译文】

龙骨，味甘，性平。主治心腹慢性传染病，有谵语妄见等神志异常现象；咳嗽气喘、下痢脓血便，女子阴道出血及腹部肿块，小儿发热惊痫。龙齿，主治小孩、大人的惊痫，以及疯狂奔走，胃脘部有邪气结聚，喘息困难；治疗各种痉证，杀灭各种不明由来的疾病。长期服用能使人身体轻巧，神清气爽，延年益寿。产于山中的深谷处。

对症下药

病症	配方	功效
大人癫证，小儿惊痫	龙骨同牛黄、犀角、钩藤、丹砂、生地、茯神、琥珀、金箔、天竺黄、竹沥	镇惊
梦遗	龙骨同牡蛎、白芍、甘草、桂枝、生姜、大枣	敛汗涩精

麝香

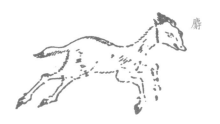

麝

【原文】

麝香，味辛，温。主辟恶气，杀鬼精物；温疟；蛊毒；痫痓，去三虫。久服除邪，不梦寤魇寐。生川谷。

麝香，味辛，性温。主要功效是辟除不正的恶气，杀灭鬼精，能治疗受暑热突发的疟疾，蛊毒，痤症，并能去除蛔、赤、蛲三虫。长期服用可以除邪安神，使精神正常，睡眠安稳。产于山川河谷地带。

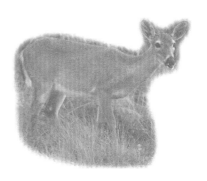

白胶

【原文】

白胶，味甘，平。主伤中劳绝腰痛羸瘦，补中益气；妇人血闭；无子；止痛安胎。久服轻身延年。一名鹿角胶。

【译文】

白胶，味甘，性平。主治因操劳过度而造成的腰痛及身体虚弱羸瘦，能补益中气，治疗女子经闭、不孕，具有止痛、安胎的功效。长期服用能使身体轻巧，延年益寿。又叫作鹿角胶。

阿胶

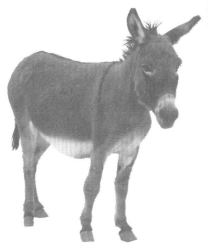

【原文】

阿胶，味甘，平。主心腹内崩，劳极洒洒如疟状，腰腹痛，四肢酸疼；女子下血，安胎。久服轻身益气。一名傅致胶。

【译文】

阿胶，味甘，性平。主治心腹内的脏器虚损、劳累过度而造成的皮肤恶寒如发疟疾，能够消除腰腹疼痛、四肢酸痛的症状。还可治疗女子下部出血，具有安胎的作用。长期服用能使身体轻巧、增益气力。又叫作傅致胶。

对症下药

病症	配方	功效
妇人胎漏下血	阿胶同白芍、炙草、麦冬、生地、白胶、归身、枸杞子、杜仲、续断	和血滋阴，安胎
多年咳嗽	阿胶（炒）、人参各二两，同研末。每次取三钱，加豉汤一盏、葱白少许，煎服，一天三次	止咳化痰
肺风喘促	取透明阿胶切小，炒过，加紫苏、乌梅肉（焙研）各等份，用水煎服	平喘清肺
老人虚秘	阿胶（炒）二钱、葱白三根，水煎化，加蜜两匙，温服	利小便，调大肠
月经不调	阿胶一钱，蛤粉炒成珠后研末，用热酒送服	滋阴补血，调经止痛

石蜜

【原文】

石蜜，味甘，平。主心腹邪气，诸惊痫痓，安五脏，诸不足，益气补中，止痛解毒，除众病，和百药。久服强志，轻身不饥不老。一名石饴。生山谷。

【译文】

石蜜，味甘，性平。主治心腹间邪气结聚引发的各种惊痫、痓证，能使五脏安定，补益五脏的各种虚弱不足；具有止痛解毒、治疗多种疾病、调和百药的功效。长期服用能增强记忆力，使身轻体巧，耐饥饿，延缓衰老。又叫作石饴。产于山中的深谷处。

蜂子

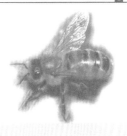

【原文】

蜂子，味甘，平。主风头；除蛊毒；补虚赢伤中。久服令人光泽，好颜色，不老。大黄蜂子，主心腹胀满痛，轻身益气。土蜂子，主痈肿。一名蜚零。生山谷。

【译文】

蜂子，味甘，性平。主治受风侵袭而引起的头痛，能杀除蛊毒，修补身体虚损瘦弱而造成的内脏损伤。长期服用能使人肌肤光泽、面色美好，延缓衰老。大黄蜂子，主治心腹间胀满疼痛，使人身体轻巧、气力充沛。土蜂子，主治痈肿。又叫作蜚零。产于山中的深谷处。

蜜蜡

【原文】

蜜蜡，味甘，微温。主下痢脓血，补中，续绝伤；金疮；益气，不饥，耐老。生山谷。

【译文】

蜜蜡，味甘，性微温。主治下痢脓血，能够补益内脏，续补损伤，治疗金属器械损伤，补益气血，服后没有饥饿感，能延缓衰老。产于山中的深谷处。

牡蛎

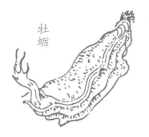

牡蛎

【原文】

牡蛎，味咸，平。主伤寒寒热；温疟洒洒；惊恚怒气；除拘缓；鼠瘘；女子带下赤白。久服强骨节，杀邪鬼；延年。一名蛎蛤。生池泽。

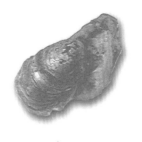

【译文】

牡蛎，味咸，性平。主治因感伤寒引起的恶寒发热，以及温疟之后体弱畏风，容易惊悸发怒，能祛除拘急弛缓，鼠瘘，女子的赤白带下。长期服用能够使筋骨强壮，镇静除邪，使人益寿延年。又叫作蛎蛤。产于湖泊和大海中。

对症下药

病症	配方	功效
梦泄	牡蛎同龙骨、桂枝、白芍、甘草、姜、大枣	补肾安神
疟疾寒热	牡蛎粉、杜仲各等份，研为末，加蜜做成梧桐子大的丸子，每次用温水送服五十丸	清热除湿，软坚散结
虚劳盗汗	牡蛎粉、麻黄根、黄芪各等份，同研末。每次取二钱，加水一盏，煎成七分，温服，一日一次	平肝潜阳，收敛固涩

桑螵蛸

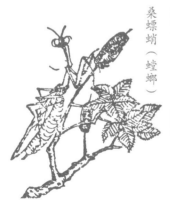

桑螵蛸（螳螂）

【原文】

桑螵蛸，味咸，平。主伤中；疝瘕；阴痿；益精生子，女子血闭腰痛；通五淋，利小便水道。一名蚀肬。生桑枝上，采蒸之。

【译文】

桑螵蛸，味咸，性平。主治内脏受损，疝瘕，阳痿；能增强生育能力，治疗女子闭经，腰痛，使气淋、血淋、劳淋、热淋、石淋这五种淋病消除，具有通利小便的功效。又叫作蚀肬。生长在桑枝上，采摘后蒸熟使用。

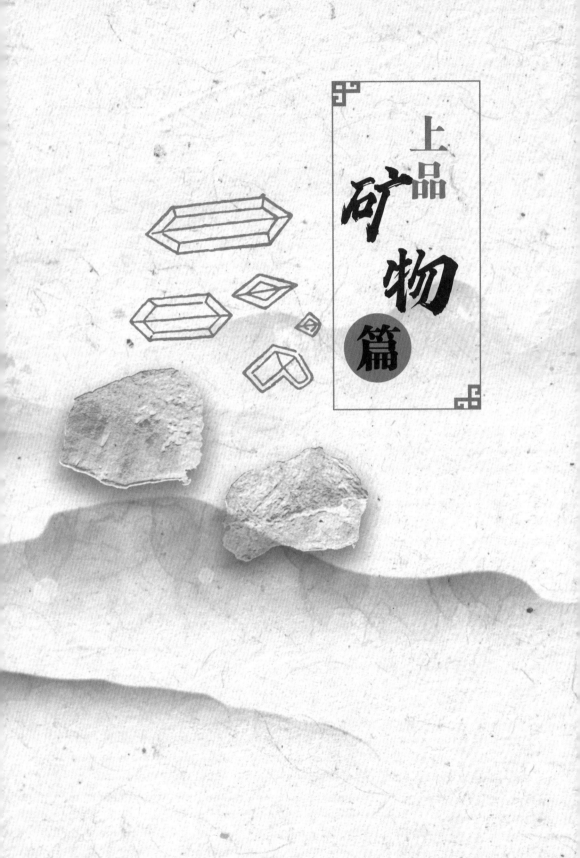

上品

矿物

篇

丹砂

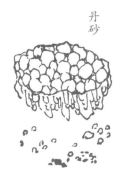

丹砂

【原文】

丹砂，味甘，微寒。主身体五脏百病，养精神，安魂魄；益气；明目；杀精魅邪恶鬼。久服通神明不老。能化为汞。生山谷。

【译文】

丹砂，味甘，性微寒。主治身体五脏的多种疾病，能够补养精神，安定魂魄；补益气力；使眼睛明亮；有治疗精神失常症状的功效。长期服用能使神志清醒，延缓衰老。能转化为水银。产于山中的深谷处。

对症下药

病症	配方	功效
小儿惊症	安神丸：丹砂一两，同人参、茯神、甘草各二钱，山药、马豆各四钱，青黛、僵蚕各一钱，冰片一分丸	安神镇惊
心火偏亢，阴血不足，神志不安	朱砂安神丸：丹砂同生地、当归、白茯、甘草、川莲	安神清热

云母

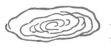

云母

【原文】

云母，味甘，平，主身皮死肌，中风寒热，如在车船上，除邪气；安五脏；益子精；明目。久服轻身延年。一名云珠，一名云华，一名云英，一名云液，一名云砂，一名磷石。生山谷。

【译文】

云母，味甘，性平，主治肌肉像死人一样没有感觉，伤于风邪而身体发冷发热，身体如同坐在船上一样，眩晕不能站稳，能祛除风邪，使五脏充实，增强生育能力，使眼睛明亮。长期服用能够使身体轻便灵巧，寿命延长。又叫作云珠、云华、云英、云液、石砂、磷石。产于山中的深谷处。

石钟乳

【原文】

石钟乳，味甘，温。主咳逆上气；明目，益精，安五脏；通百节，利九窍；下乳汁。一名留公乳。生山谷。

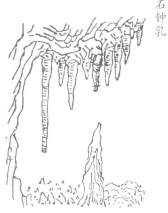

【译文】

石钟乳，味甘，性温。主治咳嗽气喘；具有明目，益精，充实五脏，舒通周身关节，使九窍通畅，乳汁涌出的作用。又叫作留公乳。产于山中的深谷处。

矾石

【原文】

矾石，味酸，寒。主寒热泄痢；白沃；阴蚀；恶疮；目痛；坚骨齿。炼饵服之，轻身不老增年。一名羽涅。生山谷。

【译文】

矾石，味酸，性寒。主治寒热泄泻痢疾，妇女白带，男子溺精，阴蚀疮，恶疮，眼睛痛，能够坚骨强齿。炼作丸饵服用，可使人身体轻巧、延缓衰老、延年益寿。又称为羽涅。产于山中的深谷处。

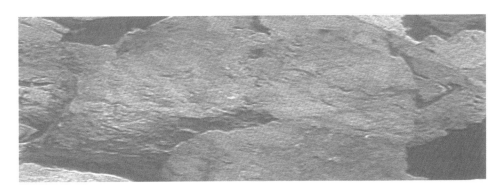

对症下药

病症	配方	功效
胸中积痰，头痛，不思饮食	矾石一两，加水二升，煮成一升，加蜜半合。频频取饮，不久即大吐积痰。如不吐，喝少许热汤引吐	化痰止痛，消食开胃
牙齿肿痛	用白矾一两，烧成灰，蜂房一两，微炙，制成散剂。每用二钱，水煎含漱，去涎	清热解毒，消肿止痛
漆疮作痒	用白矾煎汤洗搽	消毒止痒

消石

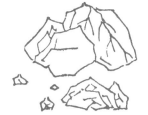

【原文】

消石，味苦，寒。主五脏积热，胃胀闭，涤去蓄结饮食，推陈致新，除邪气。炼之如膏，久服轻身。生山谷。

【译文】

消石，味苦，性寒。主治五脏内积热，胃部胀满，闭结不通，有清除久蓄的积食、促进新陈代谢的作用，能祛除邪气。能够炼制成膏剂，长期服用可使身体轻巧。产于山中的深谷处。

对症下药

病症	配方	功效
胃实积聚	承气汤：消石同大黄、枳实、厚朴	消食，助消化
关格不通，大小便闭，鼓胀欲死	消石三两，泡在一升开水中，饮下，引起呕吐即通	润肠通便
小便不通	白花散：用消石三钱，茴香酒送下	润肠通便
眼睑红烂	消石一盏，用水二碗煎化，露一夜，过滤，早晚用清液洗眼。虽久患者亦能治	清热散风，退翳明目

朴硝

【原文】

朴硝,味苦,寒。主百病,除寒热邪气,逐六府积聚,结固留癖,能化七十二种石。炼饵服之,轻身神仙。生山谷。

【译文】

朴硝,味苦,性寒。可以治疗多种疾病,能够祛除身体的冷热邪气,以及胆、胃、大肠、小肠、膀胱、三焦六腑的瘀积之物,能够祛散各种肿瘤结石。炼制成丸饵服用,可以使人身体轻巧如神仙一般。产于山中的深谷处。

对症下药

病症	配方	功效
腹中痞块	用朴硝一两、独蒜一个、大黄末八分,共捣成饼,贴患处,以痞块消除为度	养胃消谷,去邪气
口舌生疮	用朴硝含口中	祛邪热,消肿毒

滑石

滑石

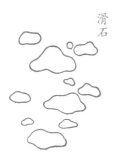

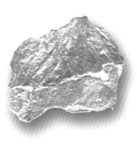

【原文】

滑石,味甘,寒。主身热泄澼;女子乳难;癃闭,利小便;荡胃中积聚寒热;益精气。久服轻身,耐饥长年。生山谷。

【译文】

滑石，味甘，性寒。主治身体发热、腹泻，女子难产，小便闭塞，具有通利小便的作用，能够清除胃内积聚的寒热，有益于精气。长期服用使身体轻巧，减少饥饿感，延年益寿。产于山中的深谷处。

对症下药

病症	配方	功效
暑邪小便闭	滑石同甘草末	清热利湿，通利小便
湿热恶疮	滑石水飞	清湿热，解恶疮
女劳疸	滑石同石膏末，大麦汁服	滋补肾阴，化湿解表
霍乱	滑石同藿香、丁香末	清湿热，止吐泻

空青

【原文】

空青，味甘，寒。主青盲；耳聋；明目，利九窍，通血脉，养精神。久服轻身，延年不老。能化铜铁铅锡作金。生山谷。

【译文】

空青，味甘，性寒。主治眼睛外观正常但视物不见的青盲，耳聋，具有使眼睛明亮，九窍通利，血脉舒通，调养精神的作用。长期服用能使人身体轻巧，延缓衰老。能把铜、铁、铅、锡化作金。产于山中的深谷处。

曾青

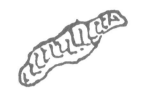
曾青

【原文】

曾青，味酸，小寒。主目痛止泪；出风痹，利关节，通九窍；破症坚，积聚。久服轻身不老。能化金铜。生山谷。

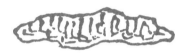

【译文】

曾青，味酸，性小寒。主治眼痛，能止泪出；治疗风痹证，通利关节，并疏通九窍；化解内脏坚硬肿块，消散积聚物。长期服用能使身体轻巧，延缓衰老。能化为金铜。产于山中的深谷处。

禹余粮

【原文】

禹余粮，味甘，寒。主咳逆寒热烦满；下赤白；血闭症瘕；大热。炼饵服之不饥，轻身延年。生池泽及山岛中。

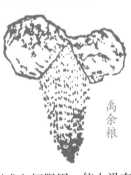
禹余粮

【译文】

禹余粮，味甘，性寒。主治咳嗽气逆，身体发冷发热、烦闷胀满；下痢有赤白，血管闭塞成症瘕；身体高热。炼制成丸饵服用，使人没有饥饿感，身体轻巧，益寿延年。产于沼泽积水处及江河环绕的山岛上。

太一余粮

【原文】

太一余粮，味甘，平。主咳逆上气；症瘕，血闭漏下；除邪气。久服耐寒暑，不饥，轻身飞行千里神仙。一名石脑。生山谷。

【译文】

太一余粮，味甘，性平。主治咳嗽气喘；症瘕，血管阻塞而月经过多；祛除风邪、神志异常。长期服用能使人耐寒暑，没有饥饿感，身体轻巧，如神仙般飞行千里之外。又称为石脑。产于山中的深谷处。

白石英

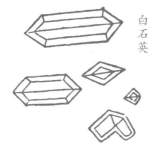

白石英

【原文】

白石英，味甘，微温。主消渴阳痿不足；咳逆；胸膈间久寒；益气；除风湿痹。久服轻身长年。生山谷。

【译文】

白石英，味甘，性微温。主治消渴症、阳痿，咳嗽气逆，胸膈间长期有寒气；能益气，并能消除风湿痹证。长期服用能够使人身体轻巧、延年益寿。产于山中的深谷处。

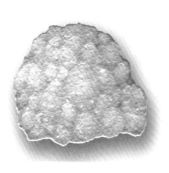

紫石英

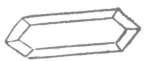

【原文】

紫石英，味甘，温。主心腹咳逆邪气；补不足，女子风寒在子宫，绝孕十年无子。久服温中，轻身延年。生山谷。

【译文】

紫石英，味甘，性温。主治胸腹中有咳逆郁气，能补虚养生，对女子血海空虚、长期宫寒不孕有奇效。长期服用能够使五脏温煦，身体轻巧，增长寿命。产于山中的深谷处。

紫石英

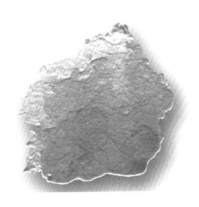

对症下药

病症	配方	功效
女子绝孕无子	紫石英同白薇、艾叶、白胶、归身、山萸、川芎、香附	降逆气，暖子宫
小儿惊症	紫石英同龙齿、牡蛎、甘草、北味、炮姜	镇心，安神

五色石脂

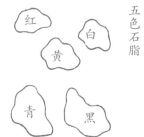

五色石脂

红 白 黄 青 黑

【原文】

青石、赤石、黄石、白石、黑石脂等，味甘，平。主黄疸；泄痢肠澼脓血；阴蚀下血赤白；邪气痈肿、疽、痔、恶疮、头疡、疥瘙。久服补髓益气，肥健不饥，轻身延年。五石脂各随五色补五脏。生山谷。

【译文】

五色石脂，包括青石、赤石、黄石、白石、黑石脂等，味甘，性平。主治黄疸、泻痢使肠壁漏下脓血；阴蚀病流下赤白相杂的物质；邪气痈肿、疽、痔、恶疮、头部溃烂、疥疮瘙痒等症。长期服用可强壮骨骼、增补气血，使人身体强健耐饥饿，身体轻巧、延长寿命。五色石脂各随其色而发挥补益五脏的作用，青石入肝、赤石入心、黄石入脾、白石入肺、黑石入肾。产于山中的深谷处。

对症下药

病症	配方	功效
痢下脓血	桃花汤：赤石脂同炮姜、粳米	清肠化湿，解毒，调气行血
痰饮	赤石脂专为末酒服	温阳化饮
痢下白冻	桃花丸：赤石脂同炮姜蒸饼丸	温中燥湿，调气和血

中品

植物篇

干姜

产地分布：主产四川、贵州。

成熟周期：冬季采挖。

形态特征：多叶2列，线状披针形，光滑无毛。花茎自根茎生出；穗状花序卵形至椭圆形；苞
片淡绿色，卵圆形；花冠黄绿色，裂片披针形；唇瓣中央裂片长圆状倒卵形，较
花冠裂片短，有淡紫色条纹及淡黄色斑点；雄蕊微紫色。本品栽培时很少开花。

功　　效：温中散寒，回阳通脉，温肺化饮。

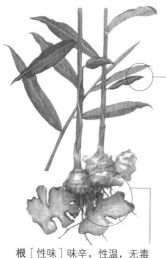

叶 [性味] 味辛，性温，无毒
[主治] 寒冷腹痛，中恶霍乱胀满

根 [性味] 味辛，性温，无毒
[主治] 主胸满咳逆上气，能温中止血

【原文】

　　干姜，味辛，温。主胸满，咳逆上气；温中止血；出汗；逐风湿痹，肠澼下痢。生者尤良。久服去臭气，通神明。生川谷。

【译文】

　　干姜，味辛，性温。主治胸中胀满，咳嗽气逆，具有温补中气、使流血停止的功效，并且能使人发汗，逐除风湿痹痛，治疗肠泻痢疾。生姜的疗效尤其好。长期服用能去除恶臭之气，使人神清气爽。产于山川河谷地带。

对症下药

病症	配方	功效
胃虚风热	取姜汁半杯，生地黄汁少许，加蜜一匙、水三合，调匀服	益脾胃，散风寒
寒热痰嗽	初起时烧姜一块含咽	治嗽温中
湿热发黄	用生姜随时擦身，加茵陈蒿擦，效果更好	去热解毒

葈耳实

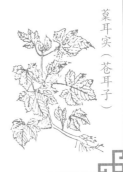

葈耳实（苍耳子）

产地分布：全国。
成熟周期：花期5-6月，果期6-8月。
形态特征：一年生草本，粗糙或被毛。叶互生，有长柄，叶片宽三角
　　　　　形，先端锐尖，基部心脏形，边缘有缺刻及不规则粗锯齿，
　　　　　上面深绿色，下面苍绿色，粗糙或被短白毛。
功　　效：清热解毒，祛风杀虫。

【原文】

　　葈耳实，味甘，温。主风头寒痛，风湿周痹，四肢拘挛痛，恶肉死肌。久服益气，耳目聪明，强志，轻身。一名胡葈，一名地葵。生川谷。

【译文】

　　葈耳实，味甘，性温。主治伤风引起的头痛，风湿全身痹痛，四肢拘挛疼痛，肌肉坏死。长期服用能补益元气，使人耳聪目明，增强记忆力，身体轻巧。又叫作胡葈、地葵。产于山川河谷地带。

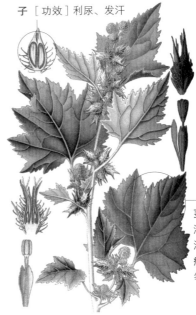

子［功效］利尿、发汗

茎叶［主治］捣烂后涂敷，治疥癣、虫咬伤等

对症下药

病症	配方	功效
大腹水肿，小便不利	用苍耳子灰、葶苈末各等份，每服二钱，水送下，一天服两次	通便，消水肿
风湿挛痹	用苍耳子三两，炒为末，加水一升半，煎取七合，去滓咽下	祛风补益
眼目昏暗	用苍耳子一升，研细，加白米半升煮粥每天吃	清肝热，明目

葛根

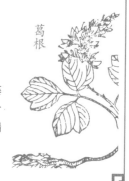

葛根

产地分布：辽宁、河北、河南、山东、安徽、江苏、浙江、福建等地。

成熟周期：花期7-8月，果期8-10月。

形态特征：块根圆柱状，肥厚，外皮灰黄色，内部粉质，富含纤维。藤茎基部粗壮，上部分枝，长数米，植株全被黄褐色粗毛。叶互生，具长柄，三出复出有毛，顶生叶片菱状卵圆形，先端渐尖，边缘有时浅裂。

功　　效：解肌发表出汗，开腠理，疗金疮，止胁风痛。

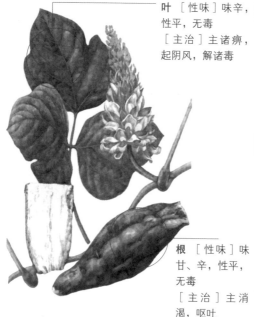

叶 ［性味］味辛，性平，无毒
［主治］主诸痹，起阴风，解诸毒

根 ［性味］味甘、辛，性平，无毒
［主治］主消渴，呕吐

【原文】

葛根，味甘，平。主消渴，身大热，呕吐，诸痹；起阴气；解诸毒。葛谷，主下痢十岁巳上。一名鸡齐根。生川谷。

【译文】

葛根，味甘，性平。主治消渴症，身体的严重发热，恶心呕吐，以及各种痹证，能使气、津液旺盛，解除各种毒素。葛的种子，主治长期下痢达十年以上者。又叫作鸡齐根。产于山川河谷地带。

对症下药

病症	配方	功效
时气头痛，壮热	生葛根洗净，捣汁一大盏，加豉一合，煎成六分，去滓分次服，汗出即愈	解温病发热
酒醉不醒	取生葛根汁二升，服下	解酒毒

栝楼根

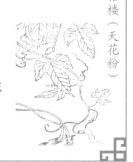

栝楼（天花粉）

产地分布：我国北部至长江流域各地。
成熟周期：花期7-8月，果期9-10月。
形态特征：块根肥大，圆柱形。茎多分枝，卷须细长。雌雄异株，花白色，雄花成总状花序；雌花单生于叶腋，果实近球形，成熟时金黄色。种子多数，扁长椭圆形。
功　　效：消渴身热，烦满大汗，补虚安中。

【原文】

栝楼根，味苦，寒。主消渴，身热；烦满大热，补虚安中；续绝伤。一名地楼。生川谷及山阴地。

【译文】

栝楼根，味苦，性寒。主治消渴症，身体发热，胸中烦满严重发热，具有补养虚损、安和内脏的作用，能接续筋骨折断伤。又叫作地楼。产于山川河谷地带或山阴之地。

根 [性味]味苦，性寒
[主治]主消渴，身烦；
烦满大热，补虚安中；续
绝伤

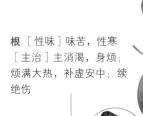

果实 [性味]味苦，性寒，无毒
[主治]治胸痹，能使人皮肤悦泽

对症下药

病症	配方	功效
小儿热病，壮热烦渴	用乳汁调服栝楼根末半钱	消渴身热
天疱湿疮	天花粉、滑石等份，研为末，用水调匀外搽	消肿毒

苦参

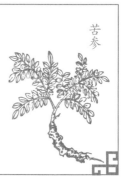
苦参

产地分布：全国均产。

成熟周期：3月、8月、10月采根。

形态特征：单数羽状复叶，小叶披针形至线状披针形，顶端渐尖，背面有平贴柔毛。

功　　效：清热燥湿，杀虫，利尿。

【原文】

苦参，味苦，寒。主心腹结气；症瘕积聚，黄疸，溺有余沥；逐水；除痈肿；补中，明目，止泪。一名水槐，一名苦识。生山谷及田野。

【译文】

苦参，味苦，性寒。主治心腹间有邪气郁结、症瘕，能消除积聚、黄疸病、小便淋漓不尽，还能逐除水湿，消除痈肿，补益内脏，使眼睛明亮，治疗泪流不止。又叫作水槐、苦识。产于山中深谷处及田野上。

对症下药

病症	配方	功效
热病发狂	苦参末加蜜调成丸子，如梧子大，每次用薄荷汤送服十九。也可取苦参末二钱，水煎服	清热燥湿
小儿身热	用苦参煎汤洗浴	清热
热毒脚肿	用苦参煮酒泡脚	清热解毒
肺热生疮	用苦参末、粟米饭团成梧子大的丸子，每次空腹服五十丸，用米汤送服	清肺养肝，清热解毒

茈胡

产地分布：主产吉林、辽宁、河北、山东、安徽、江苏、湖北、四川、甘肃、青海。
成熟周期：2月、8月采根晒干。
形态特征：茎青紫坚硬，微有细线；叶像竹叶而稍紧小，也有像斜蒿的。
功　　效：败毒抗癌，解热透邪，疏肝理郁。

【原文】

茈胡，味苦，平。主心腹肠胃结气，饮食积聚，寒热邪气，推陈致新。久服轻身明目，益精。一名地薰。生川谷。

【译文】

茈胡，味苦，性平。主治腹内肠胃有气积聚不散，饮食积聚不消化，能祛除寒热邪气，并能推陈出新。长期服用能使身体轻巧，眼睛明亮，增益精气。又叫作地薰。产于山川河谷地带。

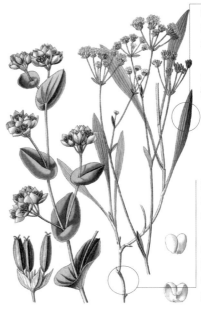

叶 [性味]
味苦，性平，无毒
[主治]润心肺，填精髓，治健忘

根 [性味]
味苦，性平，无毒
[主治]主心腹疾病，祛胃肠中结气及饮食积聚

对症下药

病症	配方	功效
积热下痢	柴胡、黄芩等份，半酒半水煎至七成，浸冷后空腹服下	引清气，退热，止痢
小儿骨热	柴胡四两、丹砂三两，共研为末，用猪胆汁拌匀，放在饭上蒸熟后做成绿豆大的药丸。每次服一丸，用桃仁、乌梅汤送下，一日三次	下气消食，宣畅气血
虚劳发热	柴胡、人参等份，每次取三钱，加姜、枣同水一起煎服	除虚劳，散表热
眼睛昏暗	柴胡六铢、决明子十八铢，共研为末，过筛，用人乳调匀，敷眼上	轻身，明目

芎䓖

产地分布：主产四川、云南、贵州、广西。
成熟周期：花期7-8月，果期9-10月。
形态特征：开碎白花，像蛇床子花；根瘦而坚硬，为黄黑色。
功　　效：长肉排脓，消瘀血，温中散寒。

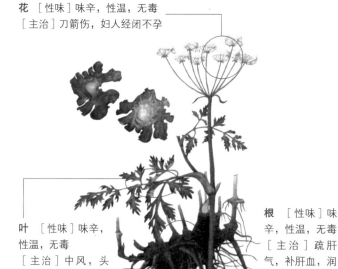

花 ［性味］味辛，性温，无毒
［主治］刀箭伤，妇人经闭不孕

叶 ［性味］味辛，
性温，无毒
［主治］中风，头
痛，寒痹，筋挛

根 ［性味］味
辛，性温，无毒
［主治］疏肝
气，补肝血，润
肝燥，补风虚

【原文】

芎䓖，味辛，温。主中风入脑，头痛，寒痹，筋挛缓急，金疮；妇人血闭无子。生川谷。

【译文】

芎䓖，味辛，性温。主治中风进入脑部而引发的头痛，寒痹造成的筋脉结聚拘挛，且能舒缓挛急的症状，治疗金属创伤，妇人闭经、不孕不育。产于山川河谷地带。

对症下药

病症	配方	功效
气虚头痛	取川芎研末，每取二钱，用腊茶调服，效果明显	疏肝气，补肝血
风热头痛	取川芎一钱，茶叶二钱，水一盏，煎至五分，饭前热服	祛风清热
崩漏下血	用川芎一两，清酒一大盏，煎至五分，慢慢服下	调血脉，壮筋骨
诸疮肿痛	将川芎煅后研末，加入适量轻粉，用麻油调涂患处	排脓止痛

当归

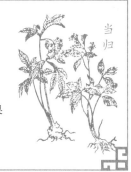

当归

产地分布：主产甘肃、云南、四川。
成熟周期：花果期7-9月。
形态特征：茎带紫色。基生叶及茎下部叶卵形，密生细柔毛。双悬果椭圆形，侧棱有翅。
功　　效：泻肺降气，下痰止嗽。

【原文】

当归，味甘，温。主咳逆上气；温疟寒热洗洗在皮肤中；妇人漏下，绝子；诸恶疮疡、金疮。煮饮之。一名干归。生川谷。

【译文】

当归，味甘，性温。主治咳嗽气逆，温疟引起的发冷发热、皮肤内凉痛，妇女非经期阴道出血、不孕症，长期不愈的恶疮、金属创伤。煎煮服用。又叫作干归。产于山川河谷地带。

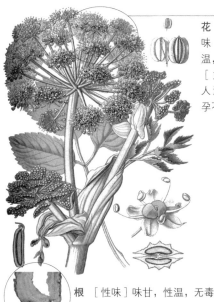

花　[性味]味甘，性温，无毒
[主治]妇人漏下、不孕不育

根　[性味]味甘，性温，无毒
[主治]咳逆上气，温疟寒热

对症下药

病症	配方	功效
久痢	用当归二两，吴萸一两同炒，去萸为末蜜丸	止痢，补益心血
血虚发热	当归补血汤：当归身二钱（酒洗），黄芪一两（蜜炙），加水二盏，煎至一盏，空腹温服，一日两次	补血
经水不调	调经丸：当归同白芍、川芎等份，香附加三倍丸	调经止痛

麻黄

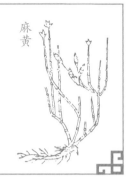

麻黄

产地分布：辽宁、吉林、内蒙古、河北、山西、河南、陕西等地。

成熟周期：3-4月开花，6月结子。立秋后采收。

形态特征：梢上有黄花，结实如百合瓣而小，味甜。外皮红，里仁子黑。根紫赤色。

功　　效：去邪热气，止咳逆上气，除寒热，破症坚积聚。

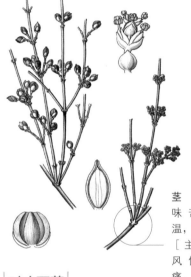

茎 ［性味］
味苦，性
温，无毒
［主治］中
风伤寒头
痛，温疟

【原文】

麻黄，味苦，温。主中风、伤寒头痛；温疟，发表出汗，去邪热气；止咳逆上气，除寒热，破症坚积聚。一名龙沙。生山谷。

【译文】

麻黄，味苦，性温。主治中风、伤寒引起的头痛，能治疗温疟，具有解表发汗、祛除热邪之气的作用，还能止咳消喘，逐除恶寒发热，攻克体内肿块及郁结聚积。又叫作龙沙。产于山中的深谷处。

对症下药

病症	配方	功效
伤寒黄疸	麻黄醇酒汤：取麻黄一把，去节，棉裹，加酒五升，煮至半升，一次服完，微汗见效，如春季用水煮	除寒发热
面目黄肿，脉沉，小便不利	甘草麻黄汤：用麻黄四两，加水五升煮，去沫，再加甘草二两，煮成三升。每服一升	消肿通便
风痹冷痛	用麻黄（去根）五两、桂心二两，共研为末，加酒二升，以慢火熬成糖稀。每服一匙，热酒调下，汗出见效。注意避风	去寒邪，泄风热
产后腹痛，血下不止	用麻黄去节，研成末。每服一匙，用酒冲服，一日二三次，血下尽即止	通九窍，调血脉
心下悸病	半夏麻黄丸：取半夏、麻黄等份为末，加炼蜜和丸，如小豆大。每服三丸，水送下。日服三次	通阳化饮

通草

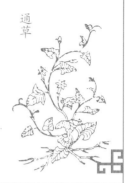

产地分布：主产贵州、云南、四川、台湾、广西等地。

成熟周期：花期10-12月，果期1-2月。

形态特征：常绿灌木或小乔木。茎粗壮，不分枝。树皮深棕色，略有皱裂。叶大，互生，聚生于茎顶，叶柄粗壮，圆筒形；叶片纸质或薄革质。伞形花序聚生成顶生或近顶生大型复圆锥花序。果球形，熟时紫黑色。

功　　效：利尿通淋，通气下乳。

【原文】

通草，味辛，平。主去恶虫，除脾胃寒热，通利九窍、血脉、关节，令人不忘。一名附支。生山谷。

【译文】

通草，味辛，性平。主要功效是能驱除人体寄生虫，解除脾胃内的发寒发热，使九窍通利、血脉舒通、关节通畅，提高记忆力。又叫作附支。产于山中的深谷处。

芍药

产地分布：四川、贵州、湖南、江西、浙江、安徽、东北地区。

成熟周期：2月、8月采根。

形态特征：具纺锤形的块根。初出叶红色，茎基部常有鳞片状变形叶，中部复叶二回三出，小叶矩形或披针形，枝梢的渐小或成单叶。花瓣白、粉、红、紫色。

功　　效：养血敛阴，柔肝止痛，平抑肝阳。

【原文】

芍药，味苦，平。主邪气腹痛，除血痹，破坚积、寒热、疝瘕，止痛，利小便，益气。生川谷及丘陵。

【译文】

芍药，味苦，性平。主治邪气郁结引起的腹中疼痛，消除血管痹阻，破除体内肿块积聚，治疗身体的发寒发热，具有止痛、通利小便、补益元气的功效。产于山川河谷地带或土丘上。

花 [性味] 味苦，性平，无毒
[主治] 可通利血脉，缓中，散恶血，

根 [性味] 味苦，性平，无毒
[主治] 主邪气腹痛，除血痹，破坚积

对症下药

病症	配方	功效
产后虚热	芍药同归身、生地、牛膝、炮姜、续断、麦门冬、五味	通利血脉，缓中，散恶血
脾湿腹痛	芍药同白术、白茯、猪苓、陈皮	泻肝火，安脾肺，止痛，益气
月经不停	白芍药、香附子、熟艾叶各一钱半，水煎服	调经止痛

蠡实

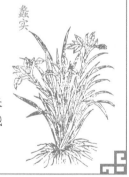

蠡实

产地分布：原产我国，中亚细亚、朝鲜亦有野生分布。

成熟周期：花期5月，果期9月。

形态特征：鸢尾科多年生宿根草本植物。丛密；根茎粗壮，须根细长而坚韧。叶基生，狭线形。花茎光滑，与叶近等高；花浅蓝色至蓝紫色。蒴果长椭圆状柱形，顶端有短喙。

功　　效：清热解毒，散瘀止血，消积。

【原文】

蠡实，味甘，平。主皮肤寒热；胃中热气；风寒湿痹，坚筋骨；令人嗜食。久服轻身。花、叶，去白虫。一名剧草，一名三坚，一名豕首。生川谷。

【译文】

蠡实，味甘，性平。主治皮肤的恶寒发热，胃部有热邪之气，消除风湿痹痛，具有强壮筋骨、增加食欲的功效。长期服用能使身体轻巧。它的花和叶，可以杀灭白虫。又叫作剧草、三坚、豕首。产于山川河谷地带。

瞿麦

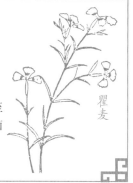

产地分布：主产河北、四川、湖北、湖南、浙江、江苏。

成熟周期：夏、秋季花果期采割。

形态特征：茎丛生，直立，上部2歧分枝，节膨大。叶对生，线形至线状披针形，顶端渐尖，基部成短鞘状抱茎，全缘，两面粉绿色。种子扁平，黑色，边缘有宽于种子的翅。

功　　效：利尿通淋，破血通经。

【原文】

　　瞿麦，味苦，寒。主关格，诸癃结，小便不通；出刺；决痈肿；明目去翳；破胎堕子、闭血。一名巨句麦。生川谷。

【译文】

　　瞿麦，味苦，性寒。主治关格、癃闭结、膀胱热结而造成的小便不通，可使肉中之刺自出，消除痈肿，具有使眼睛明亮、去除翳膜的作用，还可破胎使之堕下，治疗妇女闭经。又叫作巨句麦。产于山川河谷地带。

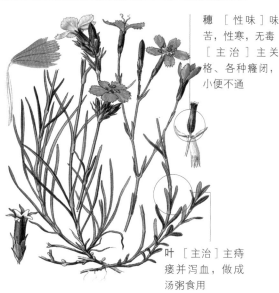

穗　[性味]味苦，性寒，无毒
[主治]主关格、各种癃闭，小便不通

叶　[主治]主痔瘘并泻血，做成汤粥食用

元参

产地分布：主产浙江、四川、湖北等地。

成熟周期：花期7-8月，果期8-9月。

形态特征：多年生草本。根长圆柱形或纺锤形。茎具四棱，有沟纹。下部叶对生，上部叶有的互生，卵形至披针形。聚伞圆锥花序大而疏散，轴上有腺毛。蒴果卵形。

功　　效：清热凉血，养阴清热，泻火解毒，软坚散结。

【原文】

　　元参，味苦，微寒。主腹中寒热；积聚；女子产乳余疾；补肾气，令人目明。一名重台。生川谷。

【译文】

元参，味苦，性微寒。主治腹中的发寒发热，有积聚不散，女子生育时所遗留下的各种疾病，能补益肾气，使人眼睛明亮。又叫作重台。产于山川河谷地带。

秦艽

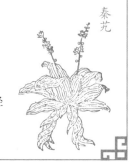

秦艽

产地分布：主产东北、华北、西北、四川。

成熟周期：播种后2～3年即可采收。

形态特征：呈类圆柱形，上粗下细，扭曲不直，长10～30厘米，直径
1～3厘米。

功　　效：祛风湿，清湿热，止痹痛。

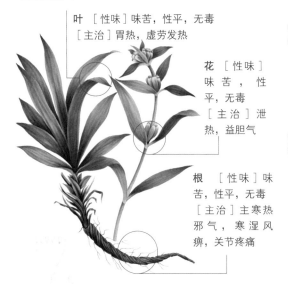

叶 [性味]味苦，性平，无毒
[主治]胃热，虚劳发热

花 [性味]
味苦，性
平，无毒
[主治]泄
热，益胆气

根 [性味]味
苦，性平，无毒
[主治]主寒热
邪气，寒湿风
痹，关节疼痛

【原文】

秦艽，味苦，平。主寒热邪气；寒湿风痹，肢节痛；下水，利小便。生山谷。

【译文】

秦艽，味苦，性平。主治体内的恶寒邪热之气；寒湿风痹、四肢关节疼痛，具有下水气、利小便的功效。产于山中的深谷处。

对症下药

病症	配方	功效
小便艰难，腹满疼痛急证	秦艽一两，水一盏，煎至七分，分作两次服	利小便，止痛
胎动不安	秦艽、炙甘草、炒鹿角胶各半两，共研为末。每次用三钱，加水一大盏、糯米五十粒，煎服	安胎
伤寒烦热口渴	秦艽一两，牛乳一大盏，煎至六分，分作两次服	消烦止渴

百合

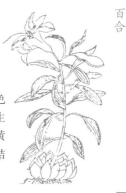

产地分布：全国各地均产，主产湖南、浙江。

成熟周期：秋季采挖。

形态特征：多年生球根草本花卉。茎直立，茎秆基部带红色或紫褐色斑点。无叶柄，直接包生于茎秆上，叶脉平行。花着生于茎秆顶端，簇生或单生，呈漏斗形喇叭状，花色多为黄色、白色、粉红、橙红，有的具紫色或黑色斑点。花落结长椭圆形蒴果。

功　　效：养阴润肺，清心安神。

【原文】

百合，味甘，平。主邪气腹胀心痛，利大小便，补中益气。生川谷。

【译文】

百合，味甘，性平。主治邪气阻滞导致的腹部、胃部胀痛，能通利大小便，补养内脏、增益气血。产于山川河谷地带。

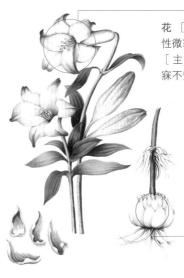

花 [性味]味甘、微苦，性微寒，入肺经
[主治]咳嗽，眩晕，夜寐不安，天疱湿疮

鳞茎 [性味]味甘，性微寒，归肺、心经
[主治]肺热咳嗽、劳嗽咯血、虚烦惊悸、失眠多梦

对症下药

病症	配方	功效
大小便难下	百合同麦门冬、白芍、甘草、木通	利大小便
寒热邪气，通身疼痛	百合同知母、柴胡、竹叶	止痛安神
内热，咽喉肿痛，肝热目赤	干百合2朵、菊花3朵、绿茶1克、金银花0.5克、薄荷0.5克，所有原料混合后用沸水冲泡5分钟。代茶饮，每日一剂	清肝明目，利咽消肿

知母

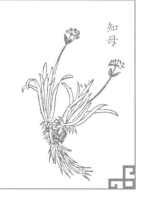

知母

产地分布：山西、河北、东北。

成熟周期：春秋二季采根。

形态特征：呈长条状，微弯曲，一端有浅黄色的茎叶残痕。表面黄棕色至棕色，断面黄白色。

功　　效：清热泻火，生津润燥。

花 [性味] 味苦，性寒，无毒
[主治] 清心除热，治阳明火热

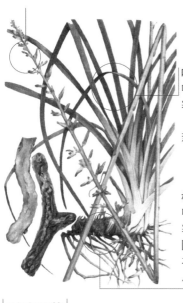

叶 [性味] 味苦，性寒，无毒
[主治] 消渴热中，除邪气

根茎 [性味] 味苦，性寒，无毒 [主治] 利水，补不足，益气

【原文】

知母，味苦，寒。主消渴热中，除邪气；肢体浮肿，下水；补不足、益气。一名蚔母，一名连母，一名野蓼，一名地参，一名水参，一名水浚，一名货母，一名蝭母。生川谷。

【译文】

知母，味苦，性寒。主治消渴症、体内发热，能祛除热邪之气，治疗身体四肢浮肿，能使体内水气下泄，补益身体虚损不足、增益气血。又叫作蚔母、连母、野蓼、地参、水参、水浚、货母、蝭母。产于山川河谷地带。

对症下药

病症	配方	功效
脾虚胃热	知母同桂枝、白芍、甘草、饴糖	养脾胃，益气血
手足牵引，夜卧不安	知母同牛膝、生地、白芍、甘草、桂枝、桑枝	安心神，止惊悸
久咳气急	知母五钱（去毛切片，隔纸炒）、杏仁五钱（姜水泡后去皮尖，焙干），加水一盏半，煎取一盏，饭后温服	消痰止咳，润心肺

贝母

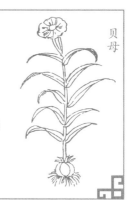

贝母

产地分布：主产四川、青海、甘肃。

成熟周期：花期6月，果期8月。

形态特征：鳞茎圆锥形或心脏形。表面类白色，较光滑。外层两枚鳞叶大小悬殊，大鳞叶紧裹小鳞叶，小鳞叶露出部分呈新月形，习称"怀中抱月"。

功　　效：清热润肺，化痰止咳。

【原文】

贝母，味辛，平。主伤寒烦热；淋沥邪气；疝瘕；喉痹；乳难；金疮风痉。一名空草。

【译文】

贝母，味辛，性平。主治外感伤寒、内热烦闷，小便淋沥不止、祛除邪气，治疗疝瘕、喉痹、难产、金属所伤而导致的破伤风。又叫作空草。

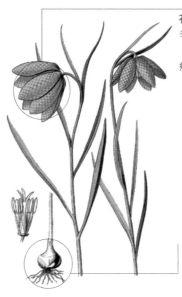

花　[性味]味辛，性平，无毒
[主治]主喉，痹乳难，破伤风

鳞茎　[性味]味辛，性平，无毒
[主治]主伤寒烦热，邪气疝瘕

对症下药

病症	配方	功效
久咳不愈，胃食积聚	贝母去心一两，姜制厚朴半两，蜜调做成如梧子大的丸子，每次用白开水送服五十丸	化痰降气，止咳解郁，消食除胀
鼻出血不止	贝母炮后研为末，用温浆水送服二钱	止血
伤寒烦热	贝母同知母、前胡、麦门冬、葛根、甘草	止烦热渴，发汗，安五脏

白芷

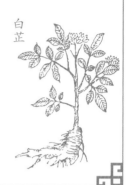

白芷

产地分布：黑龙江、吉林、辽宁。

成熟周期：花期6-7月，果期7-9月。

形态特征：根茎粗大，近圆柱形，通常呈紫红色，基部光滑无毛，近花序处有短柔毛。

功　　效：祛风散寒，通窍止痛，消肿排脓，燥湿止带。

【原文】

白芷，味辛，温。主女人漏下赤白；血闭阴肿；寒热；风头侵目泪出；长肌肤润泽，可作面脂。一名芳香。生川谷。

【译文】

白芷，味辛，性温。主治女子非经期阴道出血、赤白带下，经闭、阴道肿痛，恶寒发热，风邪侵袭头目、流泪不止，具有助长肌肉、润泽肌肤的功效，可制作成面脂。又叫作芳香。产于山川河谷地带。

对症下药

病症	配方	功效
风寒流涕	香白芷一两、荆芥穗一钱，共研末，用腊茶点服二钱	祛风散寒，通窍止痛
小儿身热	用白芷煮汤洗浴以发汗，注意需避风	祛寒、发汗
头风眩晕	都梁丸：香白芷洗后晒干研末，炼蜜做成弹子大的丸子，每次嚼服一丸，用茶汤或荆芥汤化下	祛风止痛，安神定志
口臭	香白芷七钱，研成末，饭后用水送服一钱	清新口气

淫羊藿

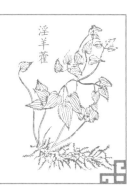

淫羊藿

产地分布：主产陕西、甘肃、山西、河南、青岛、湖北、四川。

成熟周期：4月开花，5月采叶。

形态特征：茎像粟秆。叶青像杏，叶上有刺。根为紫色、有须。

功　　效：治阴痿绝伤，阴茎疼痛。能利小便，益气力，强志。

【原文】

淫羊藿，味辛，寒。主阴痿绝伤；茎中痛，利小便，益气力；强志。一名刚前。生山谷。

【译文】

淫羊藿，味辛，性寒。主治男子阳痿、阴精衰绝，阴茎疼痛，能使小便通利，增益气力，提高记忆力。又叫作刚前。产于山中的深谷处。

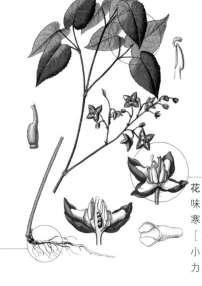

叶 [性味] 味辛，性寒，无毒 [主治] 阴痿绝伤，阴茎疼痛

根 [性味] 味辛，性寒，无毒 [主治] 男子亡阳不育，女子亡阴不孕

花 [性味] 味辛，性寒，无毒 [主治] 利小便，益气力，强志

对症下药

病症	配方	功效
阳痿，腰膝冷，半身不遂	仙灵脾酒：淫羊藿一斤，用酒一斗浸泡，春、夏季泡三天，秋、冬季则泡五天，每天饮用，但不能大醉	补腰膝，强心力
三焦咳嗽，腹满不思饮食，气不顺	淫羊藿、覆盆子、五味子（炒）各一两，共研为末，加熟蜜调和做成如梧子大的药丸。每次服二十丸，用姜茶送服	消食开胃，止咳顺气
日昏生翳	淫羊藿、生王瓜（红色的小栝楼）等份，研为末。每次用茶水送服一钱，一天二次	清肝明目

黄芩

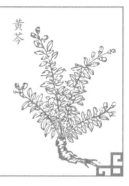

黄芩

产地分布： 黑龙江、辽宁、内蒙古、河北、河南、甘肃、陕西、四川等地。

成熟周期： 花期7-10月，果期8-10月。春、秋二季采挖。

形态特征： 圆锥形，扭曲，表面棕黄色或深黄色，有稀疏的疣状细根痕。

功　效： 清热燥湿，泻火解毒，止血，安胎。

叶 ［性味］味苦，性平，无毒
［主治］热毒骨蒸，寒热往来，肠胃不利

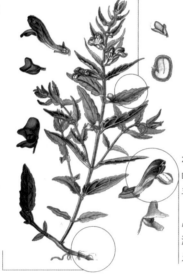

花 ［性味］味苦，性平，无毒
［主治］凉心，治肺中湿热，泻肺火上逆

根 ［性味］味苦，性平，无毒
［主治］各种发热，黄疸，泻痢

【原文】

　　黄芩，味苦，平。主诸热；黄疸；肠澼泄痢，逐水；下血闭；恶疮疽蚀；火疡。一名腐肠。生川谷。

【译文】

　　黄芩，味苦，性平。主治各种发热，黄疸病，痢疾腹泻，能祛除水湿，女子经闭，恶疮、疽疮溃烂，被火烧伤形成的疮疡。又叫作腐肠。产于山川河谷地带。

对症下药

病症	配方	功效
湿热肠痛及泻痢	黄芩汤：黄芩同白芍、甘草	祛除水湿，止泻止痢
胎不安，内热	黄芩同白芍、麦冬、白术	安胎
肝热生翳	黄芩一两、淡豆豉三两，共研为末，每服三钱，用熟猪肝裹着吃，温水送下，一日二次。忌酒、面	清肝明目

石龙芮

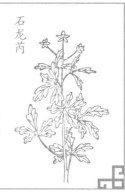

产地分布：全国各地均有分布。

成熟周期：春、夏季采挖。

形态特征：二年生草本。高20～40厘米。叶有光泽，浅或深3裂，裂片常再分2～3裂，接近花的叶狭细而不裂。花黄色有光泽，生于枝梢。果密集，呈长椭圆形。

功　　效：补肾明目，下瘀血，止霍乱。

【原文】

石龙芮，味苦，平。主风寒湿痹；心腹邪气；利关节；止烦满。久服轻身明目，不老。一名鲁果能。一名地椹。生川泽石边。

【译文】

石龙芮，味苦，性平。主治风寒湿痹证，祛除心腹间邪气，具有舒通关节、消止胸中烦闷胀满的功效。长期服用能使身体轻巧、目光明亮，延缓衰老。又叫作鲁果能、地椹。产于河边泽畔靠近乱石处。

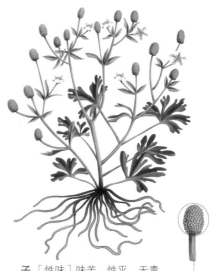

子 [性味] 味苦，性平，无毒

[主治] 主风湿寒痹，能补肾明目

茅根

产地分布：主产辽宁、河北、山西、山东、陕西、新疆。

成熟周期：3-4月开花，6月采根。

形态特征：多年生草本。有长根状茎。叶片条形或条状披针形。

功　　效：凉血益血，清热降压。

【原文】

茅根，味甘，寒。主劳伤虚羸，补中益气；除瘀血；血闭；寒热；利小便。其苗，主下水。一名兰根，一名茹根。生山谷、田野。

【译文】

　　茅根，味甘，性寒。主治身体劳伤虚损，具有补中益气的功效，能活血化瘀，治疗经闭，逐出恶寒发热之症，通利小便。它的苗的主要功效是祛除水湿。又叫作兰根、茹根。产于山中的深谷处及田原荒野之上。

对症下药

病症	配方	功效
反胃上气，食入即吐	茅根、芦根各二两，加水四升，煮至二升，一次服下	补中益气，除肠胃邪热
肺热气喘	如神汤：取生茅根一把，捣碎，加水二盏，煮成一盏，饭后温服，严重者三服可止	清热降压
体虚水肿，小便不利	白茅根一大把，小豆三升，加水三升，煮干，去掉茅根吃豆	通利小便

紫菀

紫菀

产地分布：主产河北、安徽、内蒙古及东北。

成熟周期：花期7-8月，果期8-10月。

形态特征：多年生草本。茎直立，上部疏生短毛，基生叶丛生，长椭圆形，基部渐狭成翼状柄，边缘具锯齿，两面疏生糙毛，叶柄长，花期枯萎；茎生叶互生，卵形或长椭圆形，渐上无柄。头状花序排成伞房状，有长梗，密被短毛。

功　　效：润肺下气，消痰止咳。

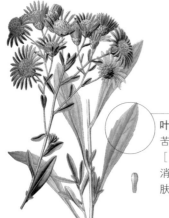

叶 ［性味］味苦，性温，无毒
［主治］调中，消痰止渴，润肌肤，添骨髓

【原文】

　　紫菀，味苦，温。主咳逆上气，胸中寒热结气；去蛊毒；痿蹶；安五脏。生山谷。

【译文】

　　紫菀，味苦，性温。主治咳嗽气逆、胸中有寒热邪气郁结不散，能祛除蛊毒，治疗下肢痿瘸行动不便，能安和五脏。产于山中的深谷处。

病症	配方	功效
肺伤咳嗽	紫菀五钱煎	润肺下气，消痰止咳
三焦咳嗽，腹满不思饮食，气不顺	紫菀、款冬花各一两，百部半两，研末筛过。每次取三钱，加姜三片、乌梅一个，煎汤调下，一天两次	益肺气，消痰止咳
吐血咳嗽	紫菀、五味子同炒过，共研为末，加蜜做成芡子大的丸子，每次含化一丸	调中，益气，养肺

紫草

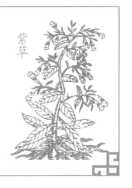

紫草

产地分布： 主产黑龙江、吉林、辽宁、河北、河南、山西。
成熟周期： 花期5-6月，果期7-8月。春、秋季采挖。
形态特征： 有平伏状粗毛。根粗大，圆锥形，干时紫色。叶互生，披针形。
功　　效： 清热凉血，解毒透疹。

【原文】

　　紫草，味苦，寒。主心腹邪气，五疸；补中益气；利九窍；通水道。一名紫丹，一名紫芙。生山谷。

【译文】

　　紫草，味苦，性寒。主治心腹间有邪气郁结，各种黄疸病，具有补中益气、通利九窍、使水道畅通的功效。又叫作紫丹、紫芙。产于山中的深谷处。

叶　[性味]味苦，性寒，无毒
[主治]斑疹痘毒，能活血凉血，利大肠

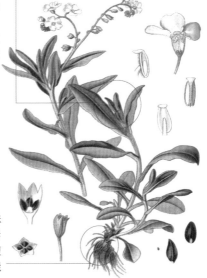

根　[性味]味苦，性寒，无毒
[主治]主心腹邪气，五疸，能补中益气

茜根

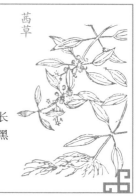

茜草

产地分布：全国大部分地区。

成熟周期：花期7-9月，果期9-10月。

形态特征：多年生草本。茎方形，有逆刺。叶4枚轮生，长卵形或长心脏形，有叶柄。花小，淡黄白色，果实球形，熟果黑色。

功　　效：行血止血，通经活络，止咳祛痰。

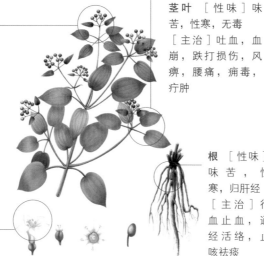

果［性状］
果肉质，小形，熟时紫黑色

茎叶［性味］味苦，性寒，无毒
［主治］吐血，血崩，跌打损伤，风痹，腰痛，痈毒，疔肿

根［性味］味苦，性寒，归肝经
［主治］行血止血，通经活络，止咳祛痰

花［性状］
花冠绿色或白色，5裂，有缘毛

【原文】

茜根，味苦，寒。主寒湿风痹；黄疸；补中。生川谷。

【译文】

茜根，味苦，性寒。主治风寒湿痹之症、黄疸病，具有补益内脏的功效。产于山川河谷地带。

败酱

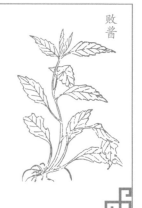

败酱

产地分布：全国。

成熟周期：花期7-8月。

形态特征：根状茎横走，有陈腐气味；地上茎下部有脱落性倒生粗毛，茎上部近无毛或有一排硬毛。基部叶簇生，卵形或长卵形，有长柄，不裂或羽状分裂，边缘有粗齿，花时枯萎。

功　　效：清热利湿，解毒排脓，活血去瘀。

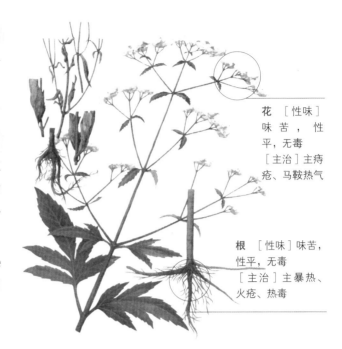

【原文】

败酱，味苦，平。主暴热；火疮赤气；疥瘙、疽、痔、马鞍热气。一名鹿肠。生川谷。

【译文】

败酱，味苦，性平。主治来势凶猛的发热，被火灼伤形成的脓疮、红晕，能治疗疥疮、瘙痒、疽、痔疮，骑马过久而导致的马鞍热疮。又叫作鹿肠。产于山川河谷地带。

花 [性味] 味苦，性平，无毒
[主治] 主痔疮、马鞍热气

根 [性味] 味苦，性平，无毒
[主治] 主暴热、火疮、热毒

对症下药

病症	配方	功效
肺伤咳嗽	薏苡仁十分、附子二分、败酱五分，同捣末。每次取方寸匕，加水二升，煎成一升，一次服下	解毒排脓
三焦咳嗽，腹满不思饮食，气不顺	败酱、当归各六分，续断、芍药各八分，芎䓖、竹茹各四分，生地黄（炒）十二分，加水二升，煮取八合，空腹服	祛瘀止血
吐血咳嗽	败酱草五两，加水四升，煮取二升，每次服二合，一天三次	活血去瘀，解毒止痛

白鲜

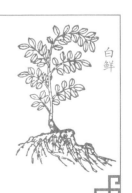

白鲜

产地分布：黑龙江、吉林、辽宁、内蒙古、河南、山西、甘肃、江苏、四川等地。

成熟周期：4-5月采根。

形态特征：有平伏状粗毛。根粗大，圆锥形，干时紫色。叶互生，披针形。

功　　效：主治湿疹、疥癣、风湿热痹等症。

花 [性味]
味苦，性寒，
无毒
[主治]通关
节，利九窍及
血脉，通小肠
水气

叶 [性味]味苦，性寒，无毒
[主治]一切热毒风、恶风

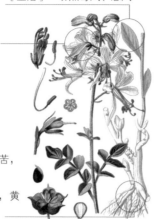

根皮 [性味]味苦，
性寒，无毒
[主治]主头风，黄
疸，咳逆，淋沥

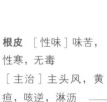

白鲜，味苦，寒。主头风；黄疸；咳逆；淋沥；女子阴中肿痛；湿痹死肌，不可屈伸，起止行步。生川谷。

【译文】

白鲜，味苦，性寒。主治头风，黄疸症，咳嗽气逆，伤于雾露湿邪之气，女子阴部发炎肿痛，湿痹证及肌肤坏死，肢体屈伸困难，举止动作不利。产于山川河谷地带。

酸浆

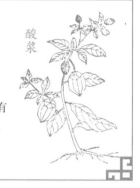

酸浆

产地分布：华北及南方地区。

成熟周期：一次栽植，多年收获。

形态特征：茎分地上茎和根状茎。地上茎直立，节间膨大，无毛或有细软毛，双杈分枝；根状茎横走地下。叶片在下部互生，在上部假对生，长卵形。

功　　效：治阴虚内热及虚劳发热，体弱消瘦，胁痛热结。

宿存萼 [功效]清凉、化痰、镇咳、利尿

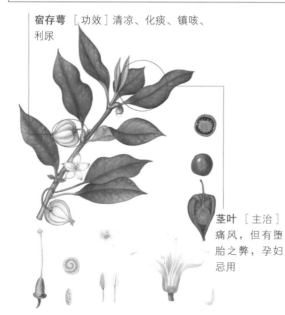

茎叶 [主治]痛风，但有堕胎之弊，孕妇忌用

【原文】

酸浆，味酸，平。主热烦满；定志益气；利水道；产难，吞其实立产。一名醋浆。生川泽。

【译文】

酸浆，味酸，性平。主治身体发热、胸中烦闷，具有安神益气、通利水道的功效；能治疗难产，吞食其果实后便能立刻生产。又叫作醋浆。产于河流池泽旁边的水草丛生处。

紫参

产地分布：主产江苏、浙江、安徽。

成熟周期：花期7-8月，果期9-10月。

形态特征：一年生草本。茎方形，表面紫棕色或绿色。叶对生，全为单叶或茎下部为三出复叶，卵形或卵状椭圆形。轮伞花序集成假总状或圆锥花序。小坚果椭圆状卵形，褐色。

功　　效：清热解毒，活血，理气，止痛。用于急慢性肝炎、脘胁胀痛、湿热带下、乳腺炎、疔肿。

【原文】

　　紫参，味苦辛，寒。主心腹积聚；寒热邪气；通九窍，利大小便。一名牡蒙。生山谷。

【译文】

　　紫参，味苦、辛，性寒。主治胃部积聚，祛除寒热邪气，具有通利九窍、助下大小便的功效。又叫作牡蒙。产于山中的深谷处。

藁本

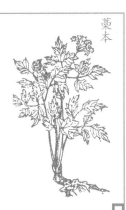

藁本

产地分布：河南、陕西、甘肃、江西、湖南、四川、山东、云南等地。

成熟周期：花期7-8月，果期9-10月。

形态特征：多年生草本。茎直立。叶互生；基生叶三角形，叶柄长9～20厘米；茎上部的叶具扩展叶鞘。复伞形花序，顶生或腋生；总苞片羽状细裂，远较伞梗为短。双悬果广卵形，无毛，分果具5条果棱。

功　　效：祛风，散寒，除湿，止痛。

【原文】

　　藁本，味辛，温。主妇人疝瘕，阴中寒肿痛，腹中急；除风头痛；长肌肤，悦颜色。一名鬼卿，一名地新。生山谷。

【译文】

　　藁本，味辛，性温。主治妇女的疝瘕，阴部伤寒而产生的肿胀疼痛，腹部挛急，具有消除伤风头痛，促进肌肉增长、使面色润泽和悦的功效。又叫作鬼卿、地新。产于山中的深谷处。

对症下药

病症	配方	功效
大实心痛	藁本半两，苍术一两，分作两次服，每次加水二杯，煎至一杯，温服	清热解毒，活血止痛
干洗头屑	藁本、白芷等份，共研末，夜间干擦头发，清晨梳去，头屑自除	去除头屑，清爽头皮
小儿疥癣	用藁本煎汤沐浴，并用来洗涤换下的衣物	杀虫毒，止痒止痛

狗脊

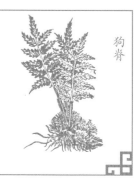

狗脊

产地分布：主产福建、四川等地。
成熟周期：2月、8月采根。
形态特征：根长有很多分叉，形状像狗的脊骨，而肉呈青绿色。
功　　效：补肝肾，强筋骨，治风虚。

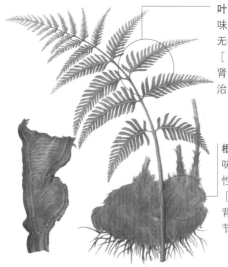

叶　[性味]味苦，性平，无毒
[主治]补肝肾，强筋骨，治风虚

根茎　[性味]味苦，性平，无毒
[主治]腰背强直，关节屈伸不利

【原文】

狗脊，味苦，平。主腰背强，机关缓急；周痹寒湿膝痛，颇利老人。一名百枝。生川谷。

【译文】

狗脊，味苦，性平。主治腰背僵硬，脊柱关节不利，全身寒湿痹痛、膝部疼痛，对于老年人尤其有利。又叫作百枝。产于山川河谷地带。

病症	配方	功效
肾虚遗精	金毛狗脊、远志肉、白茯神、当归身等份，研为末，加熟蜜做成如梧子大的丸子，每次用酒送服五十丸	固精强骨
病后脚肿	除节食以养胃气之外，再用狗脊煎汤浸洗	消肿去痛
男子各种风疾	四宝丹：取金毛狗脊，用盐泥严封后煅红，取出去毛。与苏木、生川乌，等份研末，米醋调和做成丸子，如梧子大。每次服二十丸，用温酒盐汤送服	祛风，补肝，养肾

萆薢

产地分布：分布于浙江、江西、福建、台湾等地。
成熟周期：山萆薢花期6-8月，果期8-10月。粉萆薢花期5-8月，果期6-10月。
形态特征：多年生藤本植物。叶互生，雌雄异株。根状茎横生，呈圆柱状，表面黄褐色。
功　　效：祛风，利湿。

【原文】

　　萆薢，味苦，平。主腰背痛，强骨节，风寒湿周痹；恶疮不瘳，热气。生山谷。

【译文】

　　萆薢，味苦，性平。主治腰背疼痛，骨骼关节僵硬，风寒湿引起的全身麻痹，恶疮久治不愈及其引起的发热症状。产于山中的深谷处。

白兔藿

产地分布：广东、广西。
成熟周期：花期7-8月，果期8-10月。
形态特征：多年生藤本。块根圆柱状，肥厚，外皮灰黄色，内部粉质，富纤维。藤茎基部粗壮。叶互生，具长柄，三出复叶有毛。总状花序，腋生，花密集，被黄色茸毛，蝶形花冠，紫红色。荚果长条形，扁平，密被黄褐色硬毛。
功　　效：解酒，解毒。

【原文】

　　白兔藿，味苦，平。主蛇虺、蜂、虿、猘狗、菜、肉、蛊毒；鬼疰。一名白葛。生山谷。

【译文】

白兔藿，味苦，性平。主治毒蛇咬伤、蜂蜇、蝎毒、疯狗咬伤、菜和肉中毒、蛊毒，鬼疰。又叫作白葛。产于山中的深谷处。

营实

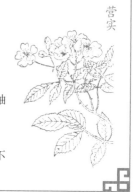

营实

产地分布：分布于山东、江苏、河南等地。

成熟周期：花期5-6月，果期9-10月。

形态特征：小叶片倒卵形、长圆形或卵形，边缘有锯齿，小叶柄和轴有散生腺毛。花两性；朵簇排成圆锥状花序，花瓣白色，宽倒卵形。果实近球形，红褐色或紫褐色，有光泽。

功　　效：利水除热，活血解毒。治水肿，脚气，疮毒痈肿，小便不利，经期腹痛。

【原文】

营实，味酸，温。主痈疽、恶疮结肉；跌筋败疮；热气阴蚀不瘳；利关节。一名墙薇，一名墙麻，一名牛棘。生川谷。

【译文】

营实，味酸，性温。主治痈疽、恶疮使筋肉聚积突起高于皮肤，筋脉受伤形成难以愈合的败疮、阴蚀疮，能使关节通利。又叫作蔷薇、蔷麻、牛棘。产于山川河谷地带。

白薇

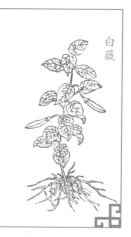

白薇

产地分布：全国大部分地区。

成熟周期：花期5-7月，果期8-10月。

形态特征：多年生草本，植物体具白色乳汁。根茎短，簇生多数细长的条状根。茎直立，密被灰白色短柔毛。叶对生；叶片卵状椭圆形至广卵形。伞形花序腋生，小花梗短，下垂，密被细柔毛；花黑紫色。种子多数，卵圆形。

功　　效：清热，凉血。治阴虚内热，肺热咯血，温疟，产后虚烦血厥，热淋，血淋。

【原文】

白薇，味苦，平。主暴中风，身热肢满，忽忽不知人；狂惑；邪气寒热酸疼；温疟洗洗，发作有时。生川谷。

白薇，味苦，性平。主治身体突然中风，全身发热、肢体烦满，精神恍惚、不省人事，癫狂惶惑，风邪导致的恶寒发热、肢体酸痛，温疟引起的发热发冷症状，规律性地发作。产于山川河谷地带。

薇衔

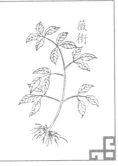

形态特征：根茎细长，茎圆柱形或具纵棱。叶基生，长卵圆形或近圆形，暗绿色或紫褐色。总状花序有花4～10朵；花半下垂，萼片5，舌形或卵状长圆形。蒴果扁球形，裂瓣边缘有蛛丝状毛。

功　　效：祛风湿，强筋骨，止血。

【原文】

薇衔，味苦，平。主风湿痹历节痛；惊痫吐舌；悸气；贼风鼠瘘、痈肿。一名糜衔。生川泽。

【译文】

薇衔，味苦，性平。主治风湿痹证、关节疼痛，惊痫使人吐舌，心慌气短，贼风虚袭导致的鼠瘘、痈肿。又叫作糜衔。产于河流池泽旁的水草丛生之处。

翘根

产地分布：河北、山西、陕西、山东、安徽西部、河南、湖北、四川。

成熟周期：3月和8月采收。

形态特征：落叶灌木。枝开展或下垂，棕色、棕褐色或淡黄褐色，小枝土黄色或灰褐色，略呈四棱形，疏生皮孔，节间中空，节部具实心髓。果卵球形、卵状椭圆形或长椭圆形。

功　　效：泄热下气，益养阴精，明目，解酒醒脑。

【原文】

翘根，味甘，寒。主下热气，益阴精；令人面悦好；明目。久服轻身耐老。生平泽。

【译文】

翘根，味甘，性寒。主要功效是泄热下气，益养阴精，能使人面色润泽美丽，有明目的作用。长期服用能使人身轻体巧，延缓衰老。产于平野及水草丛生之处。

水萍

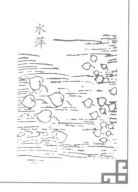

水萍

产地分布：广布全国，在我国各省都是常见的水面浮生植物。

成熟周期：花期6-7月。

形态特征：叶状体对称，倒卵状椭圆形或近圆形，长2～5毫米，宽2～3毫米，有不明显的3脉，两面绿色。根鞘无附属物，根尖钝形。果实近陀螺状；种子有深纵脉纹。

功　　效：发汗，祛风，行水，清热，解毒。

【原文】

水萍，味辛，寒。主暴热身痒；下水气；胜酒；长须发；止消渴。久服轻身。一名水花。生池泽。

【译文】

水萍，味辛，性寒。主治来势迅猛的发热及身体发痒，能祛除水气，解除酒毒，令须发增长，治疗消渴症。长期服用能使人身体轻巧。又叫作水花。产于池塘湖泊等有水处。

对症下药

病症	配方	功效
蚊虫叮咬	夏季取浮萍阴干烧成灰	熏蚊虫
毒肿初起	取浮萍捣烂外敷患处	消肿解毒，止痒止痛

王瓜

产地分布：分布江苏、浙江、湖北、四川、台湾等地。

成熟周期：花期夏季，果熟期10月。

形态特征：多年生攀援藤本。根肥大，块状。茎细长，有卷须。叶互生，有柄。花腋生，单性，雌雄异株。弧果球形乃至长椭圆形，熟时带红色。种子多数，茶褐色，略扁。

功　　效：清热，生津，消瘀，通乳。

【原文】

王瓜，味苦，寒。主消渴；内痹瘀血月闭；寒热酸疼，益气；愈聋。一名土瓜。生平泽。

【译文】

王瓜，味苦，性寒。主治消渴症，妇女瘀血痹阻而导致闭经，身体恶寒发热、肢体酸痛，补益气血，可治愈耳聋。又叫作土瓜。产于平野及水草丛生处。

地榆

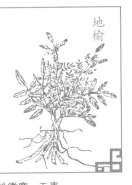

地榆

产地分布：主产江苏、浙江。
成熟周期：花果期7-9月。
形态特征：叶子对分长出，呈锯齿状，青色。花像椹子，为紫黑色。根外黑里红，像柳根。
功　　效：凉血止血，清热解毒。

【原文】

地榆，味苦，微寒。主妇人乳痉痛；七伤；带下病；止痛；除恶肉；止汗；疗金疮。生山谷。

【译文】

地榆，味苦，性微寒。主治妇人生产时痉挛抽痛，各种虚损性疾病，带下病，具有止痛、去除腐肉、止汗、治疗金属创伤的功效。产于山中的深谷处。

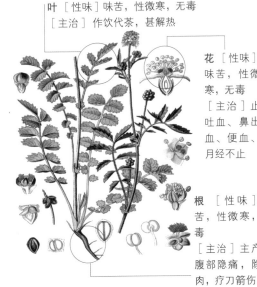

叶 [性味]味苦，性微寒，无毒
[主治] 作饮代茶，甚解热

花 [性味]味苦，性微寒，无毒
[主治]止吐血、鼻出血、便血、月经不止

根 [性味]味苦，性微寒，无毒
[主治]主产后腹部隐痛，除恶肉，疗刀箭伤

对症下药

病症	配方	功效
血痢不止	地榆煮汁饮服，每次服三合	凉血上血，清热解毒
赤白下痢	地榆一斤，水三升，煮取一升半，去渣后熬成膏，每次空腹服三合，一日两次	止血止痢，清热解毒
小儿湿疮	用地榆煎成浓汁，每天外洗二次	散湿热，去疮毒

海藻

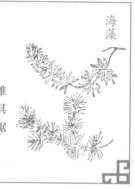

产地分布：分布于我国东南沿海。

形态特征：皱缩卷曲，黑褐色，有的被白霜。主干呈圆柱状，具圆锥形突起，主枝自主干两侧生出，侧枝自主枝叶腋生出，具短小的刺状突起。初生叶披针形或倒卵形，全缘或具粗锯齿；次生叶条形或披针形，叶腋间有着生条状叶的小枝。

功　　效：软坚散结，消痰，利水。

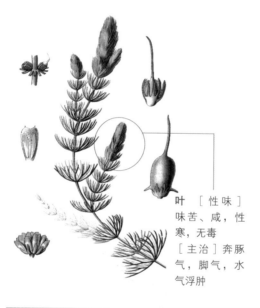

叶　[性味]
味苦、咸，性
寒，无毒
[主治]奔豚
气，脚气，水
气浮肿

【原文】

海藻，味苦，寒。主瘿瘤气、颈下核；破散结气；痈肿；症瘕；坚气腹中上下鸣；下十二水肿。一名落首。生池泽。

【译文】

海藻，味苦，性寒。主治瘿瘤结气，颈部有核状肿块，可以使结气破解消散，能治疗痈肿、症瘕、腹中邪气上下流动的鸣响，消除多种水肿。又叫作落首。产于沼泽、大海中。

泽兰

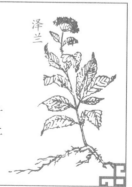

产地分布：主产江苏、浙江、安徽。

成熟周期：夏、秋季茎叶茂盛时采割，晒干。

形态特征：先端常膨大成纺锤状肉质块茎。沿棱及节上密生白色。叶有短柄或先端渐尖，基部楔形，边缘具锐锯，有缘毛，上面密被刚毛状硬毛，下面脉上被刚毛状硬毛及腺点。

功　　效：活血化瘀，行水消肿。

【原文】

泽兰，味苦，微温。主乳妇内衄、中风余疾；大腹水肿，身面、四肢浮肿，骨节中水；金疮痈肿疮脓。一名虎兰，一名龙枣。生大泽傍。

【译文】

泽兰，味苦，性微温。主治产妇内脏有瘀血，中风后遗症，腹部水肿、身面四肢浮肿，骨骼关节中水肿，金属创伤痈肿形成的脓疮。又叫作虎兰、龙枣。产于湖泊岸边。

对症下药

病症	配方	功效
产后水肿，血虚浮肿	泽兰、防己等份，研为末，每次用醋汤送服二钱	消肿胀，养气血
小儿褥疮	将泽兰嚼烂，贴敷于疮上，效果好	破瘀血，消症瘕
疮肿初起，损伤瘀肿	用泽兰捣烂外敷患处，有效	活血化瘀

防己

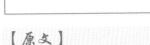

防己

产地分布：主产于浙江、安徽、湖北、湖南、江西等省。
成熟周期：花期5-6月，果期7-9月。
形态特征：呈不规则圆柱形、半圆柱形或块状，多弯曲。表面淡灰黄色，在弯曲处常有深陷横沟而呈结节状的瘤块样。断面平坦，灰白色，富粉性，有排列较稀疏的放射状纹理。
功　　效：利水消肿，祛风止痛。用于水肿脚气，小便不利，湿疹疮毒，风湿痹痛，高血压。

【原文】

防己，味辛，平。主风寒温疟；热气诸痫；除邪、利大小便。一名解离。生川谷。

【译文】

防己，味辛，性平。主治外感风寒、温疟，身体发热，各种痫症，能祛除热邪，使大小便通利。又叫作解离。产于山川河谷地带。

牡丹

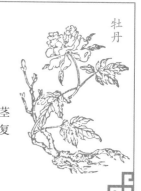

牡丹

产地分布：河南洛阳、陕西西安、山东菏泽以及四川彭州等地。

成熟周期：花期4-5月。

形态特征：根系肉质强大，少分枝和须根。株高1～3米，花单生茎顶，花径10～30厘米，花色有白、黄、粉、红、紫及复色，有单瓣、复瓣、重瓣和台阁性花，花萼有5片。

功　　效：利关节，通血脉，散扑损瘀血，续筋骨，除风痹。

【原文】

牡丹，味辛，寒。主寒热；中风瘈疭、痉、惊、痫邪气；除症坚，瘀血留舍肠胃；安五脏；疗痈疮。一名鹿韭，一名鼠姑。生山谷。

【译文】

牡丹，味辛，性寒。主治身体的恶寒发热，中风抽搐痉挛，惊恐癫痫等邪气，具有消散瘀血、治疗肠胃留滞不通、安宁五脏、消除痈疮的功效。又叫作鹿韭、鼠姑。产于山中的深谷处。

根皮　[性味] 味辛，性寒，无毒

[主治] 中风瘈疭，瘀血留舍肠胃，能安五脏

花　[性味] 味辛，性寒，无毒

[主治] 神志不足，无汗骨蒸，鼻出血、吐血

对症下药

病症	配方	功效
疝气，觉气胀不能动	丹皮、防风等份，研为末，每次用酒送服二钱	治冷气，散各种痛证
伤损瘀血	丹皮二两、虻虫二十一枚，熬后共捣末，每天早晨用温酒服方寸匕	利关节，通血脉，散扑损瘀血
下部生疮已破溃	取牡丹末用开水送服方寸匕，一天三次	通血脉，散扑损瘀血，续筋骨

款冬花

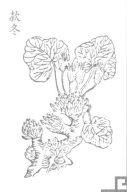

款冬

产地分布：主产于河南、甘肃、山西。

成熟周期：12月或地冻前当花尚未出土时采挖。

形态特征：本品呈长圆棒状。单生或2～3个基部连生。上端较粗，下端渐细或带有短梗，外面被有多数鱼鳞状苞片。苞片外表面紫红色或淡红色，内表面密被白色絮状茸毛。体轻，撕开后可见白色茸毛。气香，味微苦而辛。

功　　效：润肺下气，止咳化痰。

【原文】

款冬花，味辛，温。主咳逆上气善喘；喉痹；诸惊痫寒热邪气。一名橐吾，一名颗冻，一名虎须，一名菟奚。生山谷。

【译文】

款冬花，味辛，性温。主治咳嗽气逆、时常有哮喘发作，咽喉肿痛，各种惊痫，外感邪气而引起的恶寒发热。又叫作橐吾、颗冻、虎须、菟奚。产于山中的深谷处。

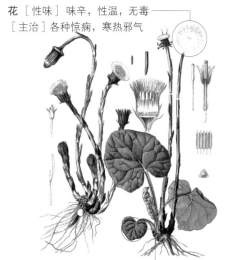

花［性味］味辛，性温，无毒
［主治］各种惊痫，寒热邪气

叶　［性味］味辛，性温，无毒
［主治］主咳嗽上气，哮喘，喉痹

对症下药

病症	配方	功效
寒郁气喘	款冬同麻黄、杏仁、桑皮、甘草	润肺止喘
痰咳有血	款冬同百合煎膏，名百花膏	润肺下气，止咳化痰

石韦

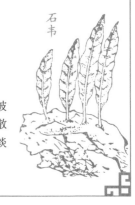

石韦

产地分布：主产于浙江、湖北、河北等地。

成熟周期：全年均可采收。

形态特征：根茎细长。根须状，深褐色，密生鳞毛。叶疏生，叶片披针形、线状披针形或长圆状披针形。孢子囊群椭圆形，散生在叶下面的全部或上部，孢子囊群隐没在星状毛中，淡褐色，无囊群盖；孢子囊有长柄；孢子两面形。

功　　效：利尿通淋，清热止血。

【原文】

石韦，味苦，平。主劳热；邪气五癃闭不通，利小便水道。一名石皮。生山谷石上。

【译文】

石韦，味苦，性平。主治劳伤引起的发热，邪气聚集引起的小便癃闭不通，能通利小便水道。又叫作石皮。产于山中深谷处的土石之上。

马先蒿

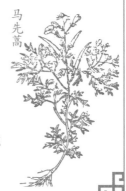

马先蒿

产地分布：分布于西藏、新疆。

成熟周期：花期5-6月，果期7-8月。

形态特征：多年生草本。叶子羽状浅列，纸质。花呈红色或粉红色，雌雄同株，顶生，或者长在叶序先端，为穗状花序排列，花萼5裂，花冠为2唇裂，下唇又分3裂片；雄蕊有5枚，花丝线形，花柱细长光滑。果实为蒴果，褐色。

功　　效：祛风利湿，杀虫。

【原文】

马先蒿，味苦，平。主寒热；鬼疰；中风湿痹；女子带下病，无子。一名马屎蒿。生川泽。

【译文】

马先蒿，味苦，性平。主治身体的恶寒发热，传染性鬼疰，中风、风湿痹证，女子带下病、不孕症等。又叫作马屎蒿。产于河边泽畔的水草丛生处。

积雪草

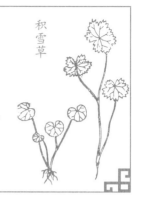

产地分布：主要分布于长江以南各省区。

成熟周期：夏秋二季采收。

形态特征：茎伏地，节上生根。叶互生，叶柄长；叶片圆形或肾形。夏季开花；伞形花序头状，花红紫色。果小，扁圆形。

功　　效：清热解毒，利湿消肿。

【原文】

　积雪草，味苦，寒。主大热；恶疮、痛疽、浸淫、赤熛皮肤赤，身热。生川谷。

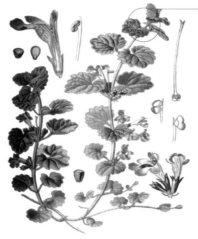

【译文】

　积雪草，味苦，性寒。主治身体严重发热，恶性疮疡，痛肿溃烂，浸淫疮，赤熛疮，皮肤红赤，身体发热。产于山川河谷地带。

茎叶　[性味]性寒，味苦、辛　[功效]清热解毒，利湿消肿

女菀

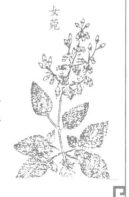

产地分布：东北及山东、江苏、浙江、安徽、湖北等地。

成熟周期：花期为秋季。

形态特征：多年生草本。茎直立，下半部光滑，上半部有细柔毛。叶互生，基部叶线状披针形或披针形。头状花序密集成伞房状，小形，总苞筒状，苞片披针形有细毛。瘦果长圆形，稍扁，全体有毛。

功　　效：温肺化痰，和中，利尿。治咳嗽气喘，肠鸣腹泻，痢疾，小便短涩。

【原文】

　女菀，味辛，温。主风寒洗洗；霍乱，泄痢肠鸣上下无常处；惊痫；寒热百疾。生川谷或山阳。

【译文】

　　女菀，味辛，性温。主治风寒侵袭造成的皮肤发冷，霍乱，痢疾肠鸣上下来回作响，惊风癫痫，多种寒热疾病。产于河流谷地或山岳之南。

王孙

产地分布：江苏、浙江、安徽、江西、四川等地。

成熟周期：花期夏季。

形态特征：多年生草本。根茎匍匐状，粗壮而长，有节。叶片广椭圆形，先端尖，基部楔形，全缘，无柄。花单生于叶轮之上，具长柄。肉质浆果，紫黑色，室背开裂。

功　　效：治痹证，四肢酸疼，赤白痢疾。

【原文】

　　王孙，味苦，平。主五脏邪气；寒湿痹，四肢疼痛，膝冷痛。生川谷。

【译文】

　　王孙，味苦，性平。主治五脏有邪气郁结，风寒湿痹，四肢疼痛，膝部冷痛。产于山川河谷地带。

蜀羊泉

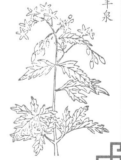

蜀羊泉

产地分布：黄河以南各地。

成熟周期：花期夏秋间，果熟期秋末冬初。

形态特征：多年生直立草本，高约50厘米。茎具棱角，多分枝。叶互生。花梗长5～8厘米，基部具关节；萼小，杯状，5裂，萼齿三角形；花冠青紫色，先端深5裂，裂片长圆形。浆果近球形，熟时红色。种子扁圆形。

功　　效：清热解毒。

【原文】

　　蜀羊泉，味苦，微寒。主头秃；恶疮热气；疥瘙痂；癣虫；疗龋齿。生川谷。

【译文】

　　蜀羊泉，味苦，性微寒。主治头秃疮，恶性疮疡引起的发热，疥疮瘙痒结痂，蛲虫癣，还能治疗龋齿。产于山川河谷地带。

爵床

产地分布：山东、江苏、浙江、江西、福建、台湾、湖北、云南等地。

成熟周期：花期8-11月，果期10-11月。

形态特征：一年生草本。茎方形，被灰白色细柔毛，节稍膨大。叶对生，叶片卵形、长椭圆形或阔披针形，叶脉明显，两面均被短柔毛。穗状花序顶生或生于上部叶腋，圆柱形。蒴果线形，被毛。其种子4颗，下部实心似柄状，种子表面有瘤状皱纹。

功　　效：清热解毒，利尿消肿，截疟。

【原文】

爵床，味咸，寒。主腰脊痛，不得着床，俛仰艰难；除热，可作浴汤。生川谷及田野。

【译文】

爵床，味咸，性寒。主治腰背疼痛，不能碰到床，低头抬头非常困难，具有祛热的作用，可制作浴汤洗用。产于河流谷地或原野上。

栀子

产地分布：全国大部分地区有栽培。主要分布于浙江、江西、福建、湖北、湖南、四川、贵州、陕西。

成熟周期：栽培2～3年开始开花结果。11-12月果实成熟。

形态特征：常绿灌木或小乔木。植株大多比较低矮。干灰色，小枝绿色。叶对生或主枝轮生，倒卵状长椭圆形。花单生枝顶或叶腋，白色，浓香。果实卵形，具6纵棱。种子扁平。

功　　效：栀子果入药，主治心烦不眠，实火牙痛，口舌生疮；根入药主治跌打损伤，风火牙痛。

【原文】

栀子，味苦。主五内邪气；胃中热气，面赤；白癞、赤癞、疮疡。一名木丹。生川谷。

【译文】

栀子，味苦。主治五脏内有邪气郁结，胃中有热气蒸腾，导致面部发红，酒糟鼻，白癞，赤癞，疮疡等。又叫作木丹。产于山川河谷地带。

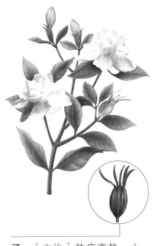

子　[主治]热病高热，心烦不眠，实火牙痛，口舌生疮，眼结膜炎，疮疡肿毒；外用治外伤出血、扭挫伤

对症下药

病症	配方	功效
肺热咳嗽	鸡蛋3个煮熟剥去外壳，再与栀子花30克共煮半小时，每日分三次食用；栀子花15克用白糖30克腌半天，每取少许，泡茶饮	清肺止咳
眼红肿痛	栀子叶、菊花各9克，黄芩、龙胆、甘草各6克，用水煎服，连服15天，效果很好	凉血解毒
烂疮	用栀子叶榨汁，抹在红肿的疮处，7～10天效果显著	消疮毒

竹叶

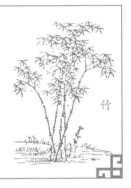

竹

产地分布：长江以南各省区。

成熟周期：四季常青。

形态特征：禾本科多年生木质化植物。竹枝杆挺拔，修长，亭亭玉立，袅娜多姿。

功　　效：治消渴，利水道，清肺化痰。

【原文】

竹叶，味苦，平。主咳逆上气；溢筋急；恶疡；杀小虫。根，作汤，益气止渴，补虚下气。汁，主风痉。实，通神明，益气。

【译文】

竹叶，味苦，性平。主治咳嗽气逆，筋脉过度紧张拘急，恶性疮疡，能杀灭小虫。竹根可做成热汤饮用，具有增益气血、消止口渴、补养虚损，使体内逆气下行的作用。竹汁，主治受风抽搐。竹实，具有使人神清气爽的功效。

病症	配方	功效
牙齿出血	用淡竹叶煎浓汁含漱	止血，除烦热
上气发热(急热之后饮冷水所引起)	竹叶三斤、橘皮三两，加水一斗，煮至五升，细细饮服。三天服一剂	凉心经，益元气，除热缓脾
小儿头疮、耳疮、疥癣	用苦竹叶烧末，调猪胆涂擦	杀虫消毒、活血止痛

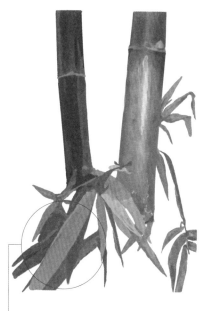

叶［气味］味苦，性平，无毒

［主治］主胸中痰热，咳逆上气，热毒风

蘗木

产地分布：陕西、甘肃等地。

成熟周期：一般在5-6月采收。

形态特征：外表面黄绿色或淡棕黄色，较平坦，有不规则的纵裂纹，皮孔痕小而少见，偶有灰白色的粗皮残留。骨表面黄色或黄棕色。体轻，质较硬，断面鲜黄色或黄绿色。

功　　效：清热燥湿，泻火除蒸，解毒疗疮。

【原文】

蘗木，味苦，寒。主五脏、肠胃中结热；黄疸；肠痔；止泄痢；女子漏下赤白；阴阳伤；蚀疮。一名檀桓。生山谷。

【译文】

蘗木，味苦，性寒。主治五脏、肠胃中有热邪之气郁结，治疗黄疸、肠痔，消止泄痢，治疗女子漏下赤白、男女性欲过旺、蚀疮。又叫檀桓。产于山中的深谷处。

吴茱萸

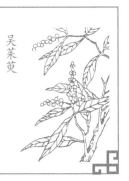

吴茱萸

产地分布：分布于江西、湖南、广东、广西、贵州。

成熟周期：栽后3年，早熟品种7月上旬，晚熟品种8月上旬。

形态特征：树枝柔软而粗。叶子长且有皱。果实长在树梢，累累成簇，无核。

功　　效：散寒止痛，疏肝下气，温中燥湿。

【原文】

吴茱萸，味辛，温。主温中，下气止痛，咳逆寒热，除湿；血痹；逐风邪、开腠理。根，杀三虫。一名藙。生山谷。

【译文】

吴茱萸，味辛，性温。主要功效是温补内脏，下气止痛，治疗咳嗽气喘、身体的恶寒发热，能祛除湿邪、消散血痹、祛逐风邪、舒理肌肤。它的根能杀灭蛔、赤、蛲三虫。又叫作藙。产于山中的深谷处。

对症下药

病症	配方	功效
全身发痒	茱萸一升，酒五升，煮成一升半，温洗	止痒消毒
呕吐、头痛	吴茱萸汤：茱萸一升、大枣二十枚、生姜一两、人参一两，加水五升，煎成三升，每服七合，一天三次	散寒温中，祛湿解郁，润肝燥脾
多年脾虚泄泻	吴茱萸三钱，泡过，取出后加水煎，放少许盐后服下	止泻、健脾
脾胃受湿，下痢腹痛，米谷不化	吴茱萸、黄连、白芍药各一两，同炒为末，做成梧桐子大的丸子，每次用米汤服二三十丸	健脾、止痢、止腹痛、消食

桑根白皮

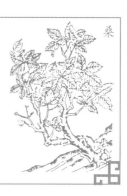

产地分布：全国均有栽培。

成熟周期：4-5月采收。

形态特征：落叶灌木或小乔木，边缘有粗锯齿，无毛。花单性，雌雄异株，穗状花序。聚花果（桑椹），黑紫色或白色。

功　　效：清肺热，祛风湿，补肝肾。

【原文】

桑根白皮，味甘，寒。主伤中，五劳六极，羸瘦；崩中；脉绝，补虚益气。叶，主除寒热出汗。桑耳，黑者，主女子漏下赤白汁，血病症瘕积聚，阴痛，阴阳寒热无子。五木耳，名檽，益气不饥，轻身强志。生山谷。

【译文】

桑根白皮，味甘，性寒。主治内脏受损，五脏及筋骨血等极度受损，身体羸弱消瘦，女子非经期阴道出血，脉搏衰弱间断，具有补虚益气的功效。桑叶，主要功效是治疗发热恶寒，使人发汗。桑树上生长的木耳，黑色的主治女子非经期出血，赤白带下，血病、症瘕积聚，阴部疼痛，治疗发热恶寒及不孕症。楮、榆、柳、槐、桑这五种树生出的木耳都叫作檽，能补益气血，使人没有饥饿感，轻身健体、增强记忆力。产于山中的深谷处。

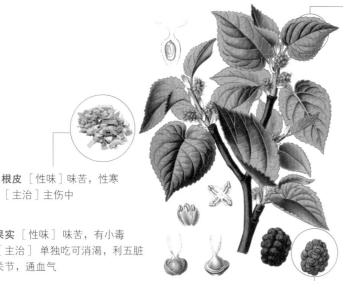

叶　[性味]味甘，性寒，有小毒
[主治] 主除寒热出汗。汁能解蜈蚣毒

根皮 [性味]味苦，性寒
[主治]主伤中

果实 [性味] 味苦，有小毒
[主治] 单独吃可消渴，利五脏关节，通血气

对症下药

病症	配方	功效
咳嗽吐血	用新鲜桑根白皮一斤，浸淘米水中三夜，刮去黄皮，锉细，加糯米四两，焙干研末。每服一钱，米汤送服	润肺止咳
消渴尿多	用入地三尺的桑根，剥取白皮，炙至黄黑，锉碎，以水煮浓汁，随意饮，亦可加一点米同煮，忌用盐	消渴
发枯不润	桑根白皮、柏叶各一斤，煎汁洗头，有奇效	养发润发，使头发具有光泽

芜荑

芜荑

产地分布：东北、华北及陕西、甘肃、青海、江苏、安徽、河南等地。

成熟周期：花期4-5月，果期5-6月。

形态特征：落叶小乔木或灌木。枝常具有木栓质翅，褐色。叶互生；叶片宽倒卵形或椭圆状倒卵形，两面粗糙，有粗毛。花先叶开放，数朵簇生于去年枝的叶腋或散生于当年枝的基部。种子位于翅果的中部。

功　　效：杀虫消积，除湿止痢。

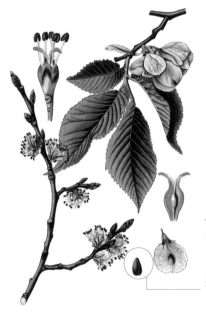

仁 [性味]味辛、苦，性平 [主治]消积杀虫。用于小儿疳积，蛔虫病，蛲虫病

【原文】

芜荑，味辛，平。主五内邪气，散皮肤，骨节中淫淫温行毒；去三虫；化食。一名无姑，一名蕨蓎。生川谷。

【译文】

芜荑，味辛，性平。主治五脏内有邪气积聚，消散皮肤及关节中温邪走毒，能杀灭蛔、赤、蛲三种寄生虫，帮助消化食物。又叫作无姑、蕨蓎。产于山川河谷地带。

枳实

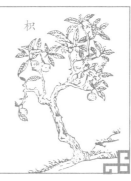

产地分布：山东、河南、山西、湖北、湖南、江西、云南等地。
成熟周期：花期4-5月，果期9-10月。
形态特征：枝多刺，叶是三小片的复叶，花白色，果实球形。
功　　效：破气消积，化痰除痞。

【原文】

枳实，味苦，寒。主大风在皮肤中如麻豆苦痒，除寒热结；止痢；长肌肉；利五脏；益气轻身。生川泽。

【译文】

枳实，味苦，性寒。主治风邪侵入皮肤，生出芝麻、豆子般大小的疙瘩，瘙痒难忍，能够解除寒热邪气积聚，具有治疗痢疾、增长肌肉、调和五脏、增益气力、使身体轻巧的功效。产于河边泽畔水草丛生之处。

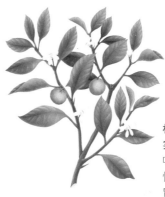

枳实（成熟果实）[性味]味苦、辛、酸，性温，归脾、胃、大肠经 [主治]胃肠积滞，湿热泻痢，气滞胸胁疼痛，产后腹痛

对症下药

病症	配方	功效
产后腹痛	枳实(麸炒)、芍药(酒炒)各二钱，水一盏煎服。亦可研末服	破气消积，顺气止痛
大便不通	枳实、皂荚各等份，研末，制饭丸，米汤送服	润肠通便，理气除痞
小儿头疮	枳实烧成灰，猪脂调涂	散败血，破积坚

厚朴

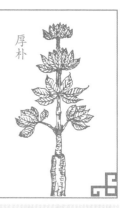

厚朴

产地分布：分布于陕西、甘肃、四川、贵州、湖北、广西等地。

成熟周期：花期5月，果期9-10月。

形态特征：树皮厚，紫褐色。幼枝淡黄色，有细毛，后变无毛。花与叶同时开放，单生枝顶，白色，芳香。种子倒卵圆形，有鲜红色外种皮。

功　　效：用于湿滞伤中，脘痞吐泻，食积气滞，腹胀便秘，痰饮喘咳。

【原文】

厚朴，味苦，温。主中风、伤寒头痛，寒热；惊悸；气血痹死肌；去三虫。生山谷。

【译文】

厚朴，味苦，性温。主治中风、伤寒引起的头痛，身体恶寒发热，惊悸不安，气血阻痹，肌肉麻木不仁，能杀灭蛔、赤、蛲三种寄生虫。产于山中的深谷处。

秦皮

产地分布：主产陕西、四川、宁夏、云南、贵州、河北。

成熟周期：花期5月，果期7-8月。

形态特征：落叶乔木。树皮淡灰色，裂皱浅细。羽状复叶对生，椭圆形或椭圆状卵形。圆锥花序顶生，大而疏松，花小，花萼钟状，不规则分裂；无花冠；雄蕊2，花药长椭圆形，约与花丝等长。翅果披针形。

功　　效：清热燥湿，收涩，明目。

【原文】

秦皮，味苦，微寒。主风寒湿痹，洗洗寒气，除热；目中青翳、白膜。久服头不白，轻身。生川谷。

【译文】

秦皮，味苦，性微寒。主治风寒湿痹，皮肤寒冷如同寒风在吹，能消除身体发热，除去眼中的青翳白膜。长期服用头发不易变白，身体轻巧。产于山川河谷地带。

秦椒

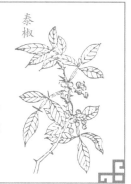

秦椒

产地分布：分布于辽宁、河北、山东、河南、湖南、广东、广西等地。

成熟周期：培育2～3年，9-10月果实成熟。

形态特征：叶是对生的，尖而有刺。四月开小花，五月结子，生时为青色，熟后变成红色，比蜀椒大，但其籽实中的籽粒不如蜀椒的黑亮。

功　　效：温中止痛，除湿止泻，杀虫止痒。

【原文】

秦椒，味辛，温。主风邪气；温中除寒痹；坚齿发，明目。久服轻身，好颜色，耐老增年，通神。生川谷。

【译文】

秦椒，味辛，性温。具有祛除风邪之气，温补内脏、消逐寒痹、坚固牙齿和头发、增强视力的功效，长期服用能使身体轻巧，面色好看，延缓衰老、益寿延年，神清气爽。产于山川河谷地带。

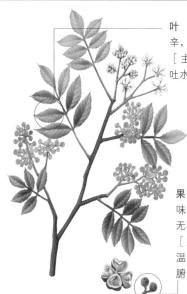

叶　[性味] 味辛，性温，无毒
[主治] 去胃寒吐水，大肠寒滑

果实　[性味] 味辛，性大温，无毒
[主治] 主下气温中去痰，除脏腑中冷气

对症下药

病症	配方	功效
手足心肿	椒、盐末各等份，用醋调匀敷肿处	消肿除湿
久患口疮	取秦椒去掉闭口的颗粒，水洗后面拌，煮为粥，空腹服，以饭压下	清热解毒
牙齿风痛	秦椒煎醋含漱	温中止痛

山茱萸

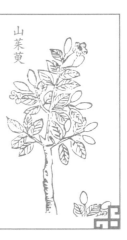

山茱萸

产地分布： 浙江、安徽等地。

成熟周期： 花期5-6月，果期8-10月。

形态特征： 落叶灌木或小乔木。老枝黑褐色，嫩枝绿色。叶对生，卵状椭圆形或卵形。伞形花序腋生，先叶开花，花黄色；花萼4裂，裂片宽三角形；花瓣4，卵形；花盘环状，肉质。核果椭圆形，成熟时红色。

功　　效： 补益肝肾，涩精固脱。用于眩晕耳鸣、腰膝酸痛、阳痿遗精、遗尿尿频、崩漏带下、大汗虚脱、内热消渴。

花 ［性状］黄色，花萼4裂，裂片宽三角形，花瓣4，卵形

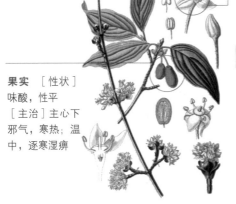

果实 ［性状］味酸，性平
［主治］主心下邪气，寒热；温中，逐寒湿痹

【原文】

山茱萸，味酸，平。主心下邪气，寒热；温中，逐寒湿痹；去三虫。久服轻身。一名蜀枣。生川谷。

【译文】

山茱萸，味酸，性平。主治心下胃脘部有邪气积聚，身体恶寒发热，能够温补内脏，逐除寒湿痹痛，杀灭蛔、赤、蛲三种寄生虫。长期服用能使身体轻巧。又叫作蜀枣。产于山川河谷地带。

紫葳

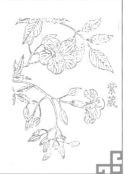

紫葳

产地分布： 广东、福建。

成熟周期： 花期6-9月。

形态特征： 株高约20米。树皮灰褐色，呈细条状纵裂。叶对生，奇数羽状复叶，小叶7～9枚。顶生聚伞花序或圆锥花序，花大型，漏斗状，外橘黄，内鲜红色。

功　　效： 行血去瘀，凉血祛风。

【原文】

紫葳，味酸，微寒。主妇人产乳余疾；崩中；症瘕血闭，寒热羸瘦；养胎。生川谷。

紫葳，味酸，性微寒。主治女子产后的各种后遗症，崩中下血，症瘕、闭经，身体发寒发热，羸弱消瘦，具有养胎的作用。产于山川河谷地带。

猪苓

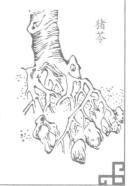

猪苓

产地分布：陕西、云南、内蒙古、吉林、黑龙江、河北、山西等地。

成熟周期：南方全年皆采，北方以夏、秋两季为多。

形态特征：菌核体呈块状或不规则形状。整个菌核体由多数白色菌丝
交织而成；菌丝中空，极细而短。子实体生于菌核上，伞形
或伞状半圆形，常多数合生，表面深褐色，中部凹陷，呈放
射状，孔口微细，近圆形；担孢子广卵圆形至卵圆形。

功　　效：利尿渗湿。

【原文】

猪苓，味甘，平。主痎疟；解毒；蛊疰不祥；利水道。久服轻身耐老。一名猳猪屎。生山谷。

【译文】

猪苓，味甘，性平。主治痎疟，能解毒，可消除蛊毒、鬼疰等秽浊之气，可使水道通利。长期服用能使身体轻巧、延缓衰老。又叫作猳猪屎。产于山中的深谷处。

白棘

产地分布：吉林、辽宁、河北、山东、山西、陕西、河南、甘肃、新疆等地。

形态特征：叶灌木或小乔木，高1~4米。小枝呈之字形弯曲，紫褐色。叶互生，叶片椭圆形
至卵状披针形。花黄绿色，2~3朵簇生于叶腋。核果小，近球形或短矩圆形，熟
时红褐色，近球形或长圆形。

成熟周期：4月采实。

功　　效：消肿，排脓，止痛。

【原文】

白棘，味辛，寒。主心腹痛；痈肿溃脓，止痛。一名棘针。生川谷。

【译文】

白棘，味辛，性寒。主治心腹部疼痛，痈肿破溃流脓，具有止痛的功效。产于山川河谷地带。

龙眼

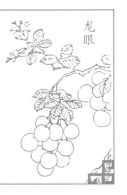

龙眼

产地分布：分布于广西、广东、福建、台湾等地。

成熟周期：花期3-4月，果期7-8月。

形态特征：树体高大。多为偶数羽状复叶，小叶对生或互生。圆锥花序顶生或腋生。果球形。种子黑色，有光泽。

功　　效：壮阳益气，补益心脾，养血安神，润肤美容。

【原文】

龙眼，味甘，平。主五脏邪气；安志，厌食。久服强魂聪明，轻身不老，通神明。一名益智。生山谷。

【译文】

龙眼，味甘，性平。主治五脏之中的邪气，具有使精神安定、治疗厌食症的功效。长期服用能使人精神焕发、耳聪目明，身体轻巧、延缓衰老，神志清明。又叫作益智。产于山中的深谷处。

果实 [性味]味甘，性平，无毒
　　　[主治]主五脏邪气，能安志，治厌食

叶 [性味]性平，味甘，无毒
　　[主治]开胃健脾，补虚长智

木兰

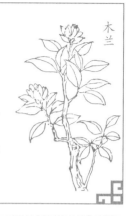

木兰

产地分布：原产我国中部，现在各地均有栽培。

成熟周期：花期4~5月，果期9~10月。

形态特征：落叶小乔木。木质有香气，小枝紫褐色，芽有细毛。单叶，互生，倒卵状椭圆形；有托叶痕。花两性，单生，顶生，外面紫红色，内面近白色；雌雄蕊多数，雌蕊群无柄。果实矩圆形。根肉质。

功　　效：软坚散结。

【原文】

木兰，味苦，寒。主身大热在皮肤中，去面热赤皰；酒皶；恶风，癫疾；阴下痒湿，明耳目。一名林兰。生川谷。

【译文】

木兰，味苦，性寒。主治皮肤严重发热，能去除面部积热引起的红疙瘩，治疗酒糟鼻，恶风，癫疾，阴部湿痒，能使人耳聪目明。又叫作林兰。产于山川河谷地带。

五加皮

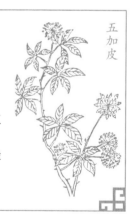

五加皮

产地分布：华东、华中、华南及西南。

成熟周期：果熟期10月。

形态特征：灌木。枝无刺或在叶柄基部有刺，掌状复叶在长枝上互生，在短枝上簇生。伞形花序单生于叶腋或短枝的顶端，花瓣5，黄绿色；花柱2或3，分离至基部。果近于圆球形，熟时紫黑色。

功　　效：补虚劳，治脚气，散风湿。

【原文】

五加皮，味辛，温。主心腹疝气，腹痛；益气疗躄；小儿不能行；疽疮；阴蚀。一名豺漆。

【译文】

五加皮，味辛，性温。主治胸腹痛，能增益气血，治疗下肢痿弱，小儿不能行走，还可以治疗疽疮、阴蚀等症。又叫作豺漆。

卫矛

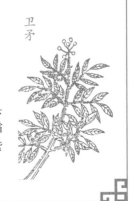

卫矛

产地分布：长江下游各省至吉林都有分布。

成熟周期：花期4-6月，果熟期9-10月。

形态特征：灌木。小枝四棱形。叶对生，叶片倒卵形至椭圆形，两头尖，很少钝圆，边缘有细尖锯齿；早春初发时及初秋霜后变紫红色。花黄绿色，常3朵集成聚伞花序。蒴果棕紫色。种子褐色，有橘红色的假种皮。

功　　效：破血，止痛，通经，泻下，杀虫。

【原文】

卫矛，味苦，寒。主女子崩中下血；腹满汗出；除邪，杀鬼毒、蛊疰。一名鬼箭。生山谷。

【译文】

卫矛，味苦，性寒。主治女子子宫崩漏出血，腹部胀满，出虚汗，具有除邪解毒，治疗蛊毒、鬼疰的功效。又叫作鬼箭。产于山中的深谷处。

合欢

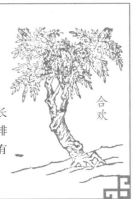

合欢

产地分布：产于我国黄河流域及以南各地。

成熟周期：花期6月，果期9-11月。

形态特征：落叶乔木，高4～15米。羽片4～12对，小叶10～30对，长圆形至线形，两侧极偏斜。花序头状，多数，伞房状排列，腋生或顶生；花淡红色。荚果线形，扁平，幼时有毛。

功　　效：安神，活血，止痛。

【原文】

合欢，味甘，平。主安五脏，利心志，令人欢乐无忧。久服轻身，明目，得所欲。生山谷。

【译文】

合欢，味甘，性平。主要功效是安和五脏，宁心养志，使人快乐而无忧愁。长期服用能使身体轻巧，增强视力，心想事成。产于山中的深谷处。

彼子

产地分布：甘肃等地。

成熟周期：秋季种子成熟时。

形态特征：果实大小如枣，核如橄榄，呈椭圆形，富有油脂并有一种特殊香气。

功　　效：祛邪解毒。

【原文】

彼子，味甘，温。主腹中邪气；去三虫、蛇螫、蛊毒、鬼疰、伏尸。生山谷。

【译文】

彼子，味甘，性温。主治腹中有邪气郁结，能杀灭蛔、赤、蛲三种寄生虫，治疗被蛇咬伤、蛊毒、鬼疰、伏尸等病。产于山中的深谷处。

梅实

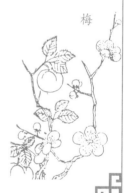

梅

产地分布：全国各地都有栽培。

成熟周期：花期3月，果期5~6月。

形态特征：小枝绿色，无毛。叶片宽卵形或卵形，顶端长渐尖，基部宽楔形或近圆形，边缘有细密锯齿，背面色较浅。花白色或淡红色，芳香。核果近球形，两边扁，有纵沟，绿色至黄色，有短柔毛。

功　　效：能止渴调中，去痰，治疟瘴，止吐逆霍乱，除冷热下痢。

【原文】

梅实，味酸，平。主下气，除热烦满，安心；肢体痛；偏枯不仁死肌；去青黑痣、恶肉。生川谷。

【译文】

梅实，味酸，性平。主要功效是下气，消除发热和胸中烦满，具有安心养神、消除肢体疼痛、治疗偏枯半身不遂、肌肉麻木不仁的功效，并能去除面部青黑痣及腐恶肉。产于山川河谷地带。

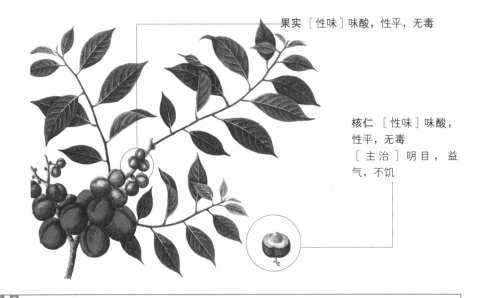

果实 ［性味］味酸，性平，无毒

核仁 ［性味］味酸，性平，无毒
［主治］明目，益气，不饥

桃核仁

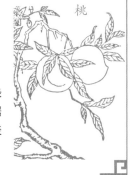

桃

产地分布：我国除黑龙江省外，其他各省都有桃树栽培。
成熟周期：花期3-4月，果期6-9月。
形态特征：落叶小乔木。高可达8米，树冠开展。小枝红褐色或褐绿
　　　　　色。单叶互生，椭圆状披针形，先端长尖，边缘有粗锯
　　　　　齿。花单生，无柄，通常粉红色，单瓣。核果卵球形，表
　　　　　面有短柔毛。
功　　效：活血化瘀，润肠通便。

【原文】

桃核仁，味苦，平。主瘀血、血闭症瘕；邪气；杀小虫。桃花，杀疰恶鬼，令人好颜色。桃凫，微温。主杀百鬼精物。桃毛，主下血瘕，寒热积聚，无子。桃蠹，杀鬼邪恶不祥。生川谷。

【译文】

桃核仁，味苦，性平。主治瘀血症、闭经、症瘕，能祛除邪气、杀灭小虫。桃花，能杀除鬼邪，令人容颜美好。桃凫，性微温，主要功效是杀灭多种鬼精。桃毛，主治瘀血，身体发冷发热、寒热之气积聚，治疗不孕症。桃蠹，祛除秽浊不祥邪气。产于山川河谷地带。

果实 ［性味］味辛、酸、甘，性热，微毒
［主治］制成果脯食用，美容养颜

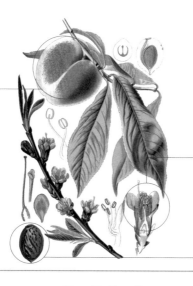

花 ［性味］味苦，性平，无毒
［主治］使人面色润泽

仁 ［性味］味苦、甘，性平，无毒
［主治］主瘀血血闭，腹内积块，杀小虫

杏核仁

杏

产地分布：东北南部、华北、西北等黄河流域各省。
成熟周期：春夏之交采摘。
形态特征：杏树树冠开展，叶阔心形，深绿色，直立着生于小枝上。
　　　　　花盛开时白色，自花授粉。短枝每节上生一个或两个果
　　　　　实，果圆形或长圆形，稍扁，形状似桃，但少毛或无毛。
　　　　　果肉艳黄或橙黄色。果核表面平滑，略似李核，但较宽而
　　　　　扁平，多有翅边。
功　　效：止渴生津，清热去毒。

【原文】

　　杏核仁，味甘，温。主咳逆上气雷鸣；喉痹下气；产乳；金疮；寒心贲豚。生川谷。

【译文】

　　杏核仁，味甘，性温。主治咳嗽气逆，哮喘声如雷鸣，喉痹，使气下行，具有催产的作用，并治疗金属器械疮伤，寒气冲逆心胸的贲豚症。产于山川河谷地带。

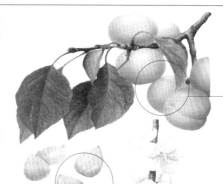

果实 ［性味］味酸，性热，有小毒。生吃太多伤筋骨

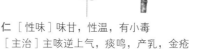

仁 ［性味］味甘，性温，有小毒
［主治］主咳逆上气，痰鸣，产乳，金疮

对症下药

病症	配方	功效
上气喘急	杏仁、桃仁各半两，去皮尖，炒研，加水调生面和成梧子大的丸子，每次用姜、蜜汤送服十丸，以微泻为度	润肺止喘
喘促浮肿，小便淋沥	杏仁一两，去皮尖，熬后磨细，加米同煮粥，空腹吃二合	利肠通便
小儿脐烂成风	杏仁去皮研后敷涂	杀虫解毒

蓼实

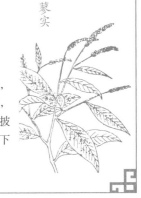

蓼实

产地分布：我国南北各地均有分布。

成熟周期：花、果期6-10月。

形态特征：一年生草本。茎直立或斜升，不分枝或基部分枝，无毛，基部节上有不定根。单叶互生；有短叶柄；托叶鞘筒形，褐色，膜质，疏生短伏毛，先端截形，有短睫毛；叶片披针形。总状花序穗状，顶生或腋生，细长，上部弯曲，下垂。瘦果卵形，侧扁，暗褐色，具粗点。

功　　效：化湿利水，破瘀散结，解毒。

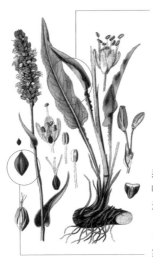

苗叶 ［性味］味辛，性温，无毒 ［主治］归舌，除大小肠邪气，利中益志

果实 ［性味］味辛，性温，无毒 ［主治］主明目温中，耐风寒，除面目浮肿、痈疡

【原文】

蓼实，味辛，温。主明目；温中，耐风寒；下水气，面目浮肿；痈疡。马蓼，去肠中蛭虫；轻身。生川泽。

【译文】

蓼实，味辛，性温。主要功效是增强视力、温补内脏，使人耐受风寒，具有通利水气的作用，并能消除面目浮肿、痈肿疮疡。马蓼，能去除肠中蛭虫，具有使人身体轻巧的功效。产于河边泽畔水草丛生处。

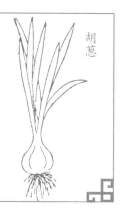

胡葱

葱实

产地分布：全国各地普遍栽培。

成熟周期：全年可采。

形态特征：一叶片管状，中空，绿色，先端尖，叶鞘圆筒状，抱合成假茎，色白，通称葱白。茎短缩为盘状，茎盘周围密生弦线状根。伞形花序球状，位于总苞中。花白色。

功　　效：发汗解表，散寒通阳，解毒散凝。

【原文】

葱实，味辛，温。主明目；补中不足。其茎，可作汤，主伤寒寒热，出汗；中风，面目肿。生平泽。

【译文】

葱实，味辛，性温。主要作用是增强视力，补益脏腑中气和虚损不足。葱茎，可做成热汤饮用，主治外感伤寒引起的恶寒发热，具有发汗的作用，治疗风邪侵袭、面目浮肿。产于平地水草丛生之处。

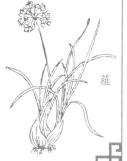

薤

薤

产地分布：全国各地普遍栽培。

成熟周期：夏秋可采。

形态特征：叶浓绿色，细长管状，三角形截面。叶鞘抱合成假茎，基部形成粗的鳞茎。鳞茎球形，似洋葱，白色。

功　　效：理气宽胸，通阳，祛痰。

【原文】

薤，味辛，温。主金疮疮败；轻身不饥，耐老。生平泽。

【译文】

薤，味辛，性温。主治金属疮伤、败疮腐烂，具有使人身体轻巧、没有饥饿感、延缓衰老的功效。产于平地水草丛生之处。

假苏

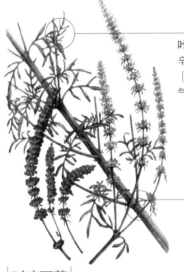

假苏（荆芥）

产地分布：主产河北、江苏、浙江、江西、湖北、湖南。

成熟周期：花果期6-9月。

形态特征：一年生草本，有香气。茎方形，被短柔毛，基部略带紫色，上部多分枝。叶对生，3~5羽状深裂，裂片条形或披针形，两面被柔毛，下面具腺点。

功　　效：散瘀，止血，安神。

叶　[性味]味辛，性温，无毒
[主治]能破气，下瘀血

茎　[性味]味辛，性温，无毒
[主治]主寒热鼠瘘，瘰疬生疮

【原文】

假苏，味辛，温。主寒热；鼠瘘，瘰疬；生疮；破结聚气；下瘀血；除湿痹。一名鼠蓂。生川泽。

【译文】

假苏，味辛，性温。主治身体恶寒发热，鼠瘘、瘰疬、生疮；可破除郁结不散之气，具有活血化瘀、治疗湿痹的功效。又叫作鼠蓂。产于河边泽畔水草丛生处。

对症下药

病症	配方	功效
头项风强痛	在8月后以荆芥穗做枕以及铺于床头下，立春后去掉	治郁结不散之气
风热头痛	荆芥穗、石膏，等份为末。每次用茶水调服两钱	祛风解表
产后下痢	取大荆芥四五穗，放盏内烧存性，不能接触油、火。烧好后加麝香少许，用开水调服适量	辟邪毒气，通利血脉
脚丫湿烂	取荆芥叶捣烂外敷	活血化瘀，清热散瘀，消疮肿

水苏

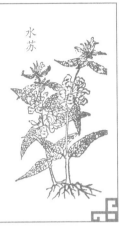

水苏

产地分布：河北、内蒙古、河南、山东、江苏、浙江、安徽、江西、
　　　　　福建等省区。

成熟周期：花期7-9月。

形态特征：多年生草本。根状茎长，横走。茎直立，棱上疏生倒生刺
　　　　　毛或近无毛，节部毛较多。叶有柄，叶片卵状长圆形。
　　　　　轮伞花序多轮，每轮6花，于茎顶或分枝顶端集成穗状花
　　　　　序，花冠紫红色。小坚果卵形，无毛。

功　　效：清热解毒，止咳利咽，止血消肿。

【原文】

　　水苏，味辛，微温。主下气辟口臭，去毒辟恶。久服通神明，轻身耐老。生池泽。

【译文】

　　水苏，味辛，性微温。主要功效是下气，治疗口臭，解毒辟秽。长期服用能使
人神清气爽，身体轻巧，延缓衰老。产于池塘沼泽水草丛生处。

水芹

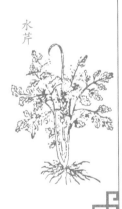

水芹

产地分布：河北、内蒙古、河南、山东、江苏、浙江、安徽、江西、
　　　　　福建等省区。

成熟周期：花期6-8月。

形态特征：多年水生宿根草本。节间短，似根出叶，并自新根的茎部
　　　　　节上向四周抽生匍匐枝。二回羽状复叶，叶细长，互生。
　　　　　茎具棱，上部白绿色，下部白色。伞形花序，花小，白
　　　　　色。不结实或种子空瘪。

功　　效：去热解毒，止血养精。

【原文】

　　水芹，味甘，平。主女子赤沃，止血养精，保血脉；益气，令人肥健，嗜食。
一名水英。生池泽。

【译文】

　　水芹，味甘，性平。主治女子赤带，具有止血养精、保护血脉、增益气血、使
人肥健、增强食欲的功效。又叫作水英。产于池塘沼泽水草丛生处。

茎叶 [性味] 味甘，性平

[主治] 清热利湿，止血，降血压。用于感冒发热，呕吐腹泻，尿路感染，崩漏，白带异常，高血压

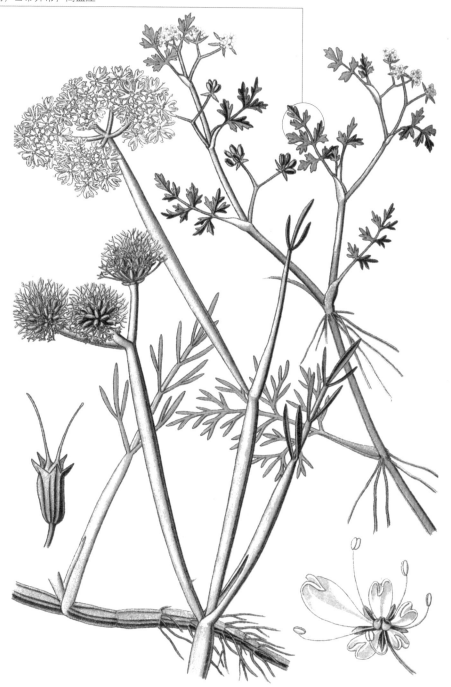

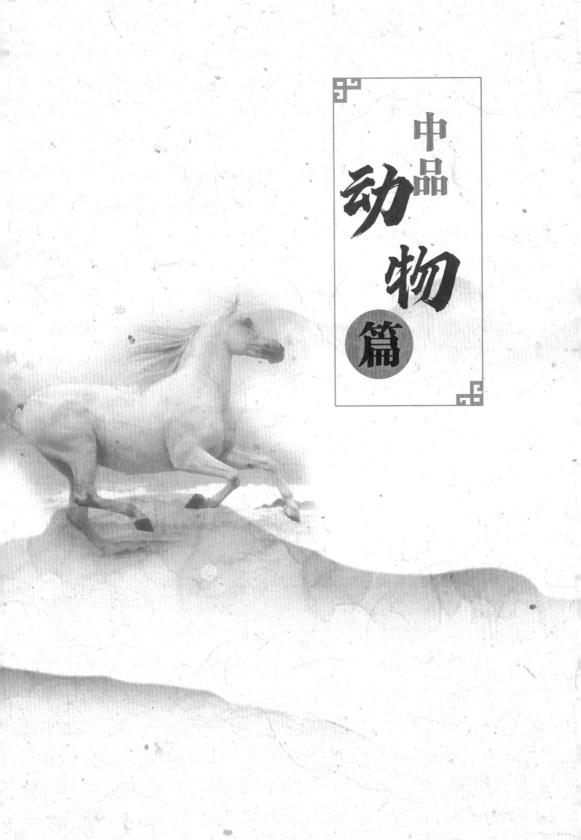

中品

动物篇

发髲

【原文】

发髲，味苦，温。主五癃，关格不通，利小便水道；疗小儿痫，大人痓，仍自还神化。

【译文】

发髲，味苦，性温。主治五种淋证，关格不通，利水道，通小便，治疗小儿痫症、大人痓症，还原其原有的生理功能。

白马茎

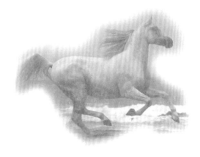

【原文】

白马茎，味咸，平。主伤中脉绝、阴不足、强志益气、长肌肉，肥健生子。眼，主惊痫、腹满、疟疾，当杀用之。悬蹄，主惊邪，瘈疭、乳难、辟恶气鬼毒、蛊疰不祥。生平泽。

【译文】

白马茎，味咸，性平。主治内脏损伤、脉搏间断，阳痿不起，能增强记忆力，补益元气，促进肌肉增长，提高生育能力。马眼，主治惊痫、腹部胀满、疟疾，应当杀马取眼使用。马悬蹄，主治惊痫、抽搐、难产，能祛除污秽邪气、蛊疰不祥。产于平地水草丛生之处。

鹿茸

【原文】

鹿茸，味甘，温。主漏下恶血，寒热，惊痫；益气强志；生齿；不老。角，主恶疮、痈肿；逐邪恶气，留血在阴中。

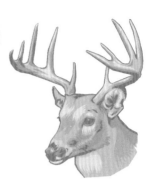

鹿茸，味甘，性温。主治女子漏下恶血，身体恶寒发热，惊痫，具有补益元气、增强记忆力、使牙齿生长、延缓衰老的功效。鹿角，主治恶疮、痈肿，能逐除邪恶污秽之气，消散阴道中的瘀血。

对症下药

病症	配方	功效
腰痛阴痿	鹿茸同牛膝、杜仲、地黄、山茱萸、补骨、巴戟、山药、苁蓉、菟丝	补肾壮阳
腰痛不能转侧	鹿茸同菟丝、小茴、羊肾，丸	补精髓，助肾阳，强筋健骨
眩晕，眼常黑花，见物为二	鹿茸，每服半两，用无灰酒三盏，煎至一盏，去滓，入麝香少许服	补气血，益精髓，益气强志

牛角䚡

【原文】

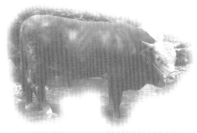

牛角䚡，味苦，温。下闭血，瘀血疼痛，女人带下血。髓，补中填骨髓。久服增年。胆，治惊，寒热。可丸药。

【译文】

牛角䚡，味苦，性温。主治闭经，消除瘀血疼痛，治疗女子带下血。牛髓，具有补益中气、强壮骨髓的功效。长期服用可使人延年益寿。牛胆，治疗惊风，恶寒发热。可制作成丸药。

羖羊角

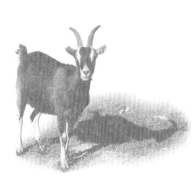

【原文】

羖羊角,味咸,温。主青盲明目,杀疥虫,止寒泄,辟恶鬼、虎狼,止惊悸。久服安心,益气轻身。生川谷。

【译文】

羖羊角,味咸,性温。主治青盲眼,能增强视力,杀除疥虫,消止受寒引起的腹泻,辟除恶鬼、虎狼,消除惊悸。长期服用具有养心益气、使身体轻巧的功效。(羊)生活在河流山谷地带。

牡狗阴茎

【原文】

牡狗阴茎,味咸,平。主伤中;阴痿不起,令强热大,生子;除女子带下十二疾。一名狗精。胆,主明目。

【译文】

牡狗阴茎,味咸,性平。主治内脏受损,阳痿不举,能使阴茎勃起增大,增强生育能力;能治疗女子带下各种病症。又叫作狗精。牡狗胆,具有明目的功效。

牛黄

牛黄

【原文】

牛黄,味苦,平。主惊、痫,寒热,热盛狂痓,除邪逐鬼。生平泽。

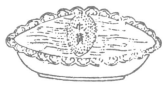

牛黄，味苦，性平。主治惊恐、癫痫，身体恶寒发热，高热使人发狂、四肢及全身筋脉强急痉挛，能祛邪安神。生活在平地的水草丛生之处。

豚卵

【原文】

豚卵，味甘，温。主惊、痫、癫疾，鬼疰、蛊毒，除寒热，贲豚，五癃，邪气挛缩。一名豚颠。悬蹄，主五痔，伏热在肠，肠痈，内蚀。

【译文】

豚卵，味甘，性温。主治惊悸、癫痫、癫病，鬼疰、蛊毒等严重传染病，能消除身体的恶寒发热，治疗贲豚、癃闭、筋脉挛缩等症。又叫作豚颠。豚悬蹄，主治五种痔疮，伏热在肠内，肠痈，肠内蚀疮。

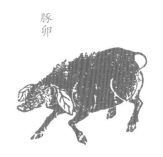

豚卵

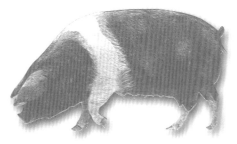

丹雄鸡

【原文】

丹雄鸡，味甘，微温。主女人崩中漏下赤白沃，补虚温中，止血，通神，杀毒辟不祥。头，主杀鬼。东门上者尤良。肪，主耳聋。肠，主遗溺。肶胵裹黄皮，主泄利。尿白，主消渴，伤寒寒热。黑雌鸡，主风寒湿痹，五缓六急，安胎。翮羽，主下血闭。鸡子，主除热，火疮，痫、痉。可作虎魄神物。鸡白蠹，肥脂。生平泽。

【译文】

　　丹雄鸡，味甘，性微温。主治女子非经期阴道出血及赤白带下，具有温中补虚、止血、通神、解毒辟秽的功效。头，能杀灭阴寒鬼气，立在东门上者为佳。脂肪，主治耳聋。肠，主治遗尿。鸡内金，主治泄痢。鸡尿或屎中的白色物质，主治消渴症、伤寒引发的发热恶寒。黑雌鸡，主治风寒湿痹，调养极度虚损，具有安胎的功效。鸡的硬毛，主治闭经。鸡蛋，可消除身体发热，治疗火灼烧形成的疮，以及癫痫、抽风等症。可同琥珀一样，用来镇惊安神。鸡白蠹，像脂肪一样。生活在平地水草丛生之处。

蠡鱼

【原文】

　　蠡鱼，味甘，寒。主湿痹；面目浮肿，下大水。一名鲖鱼。生池泽。

【译文】

　　蠡鱼，味甘，性寒。主治湿痹证，治疗面目水肿，具有祛风除湿和下水的功效。又叫作鲖鱼。生活在池塘、湖泊当中。

鲤鱼胆

【原文】

　　鲤鱼胆，味苦，寒。主目热赤痛；青盲明目。久服强悍，益志气。生池泽。

【译文】

　　鲤鱼胆，味苦，性寒。主治眼睛红肿疼痛，消除青盲眼，增强视力。长期服用能使身体强壮，增强记忆力，增长气力。生活在池塘、湖泊之中。

鲤鱼

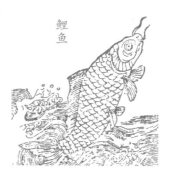

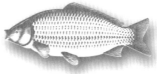

病症	配方	功效
水肿	大鲤鱼一尾，加醋三升煮干吃下，一天一次	消肿
乳汁不通	鲤鱼一尾烧为末，每次用酒调服一钱	养气血，催乳汁
咳嗽气喘	鲤鱼一尾去鳞，纸裹炮熟，去刺研成细末，同糯米煮粥，空腹服下	止咳平喘

乌贼鱼骨

【原文】

乌贼鱼骨，味咸，微温。主女子漏下赤白经汁，血闭，阴蚀肿痛寒热，症瘕，无子。生池泽。

【译文】

乌贼鱼骨，味咸，性微温。主治女子漏下赤白经水，闭经，阴蚀肿胀疼痛引起的恶寒发热，症瘕，不孕症。生活在大海之中。

海蛤

【原文】

海蛤，味苦，平。主咳逆上气喘息，烦满，胸痛寒热。一名魁蛤。生池泽。

海蛤

【译文】

海蛤，味苦，性平。主治咳嗽气逆，哮喘，心中烦满，胸中疼痛，恶寒发热。又叫作魁蛤。生活在大海当中。

文蛤

文蛤

【原文】

文蛤，主恶疮，蚀五痔。

【译文】

文蛤，主治恶疮、蚀疮，治疗五种痔疮。

石龙子

石龙子

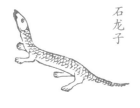

【原文】

石龙子，味咸，寒。主五癃，邪结气，破石淋下血，利小便水道。一名蜥蜴。生川谷。

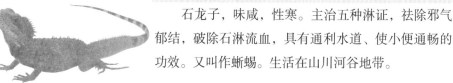

【译文】

石龙子，味咸，性寒。主治五种淋证，祛除邪气郁结，破除石淋流血，具有通利水道、使小便通畅的功效。又叫作蜥蜴。生活在山川河谷地带。

露蜂房

【原文】

露蜂房，味苦，平。主惊痫，瘛疭，寒热邪气，癫疾，鬼精，蛊毒，肠痔。火熬之良。一名蜂肠。生山谷。

【译文】

露蜂房，味苦，性平。主治惊痫、抽搐、身体恶寒发热，癫痫，消除鬼魅精物，杀灭蛊毒，治疗肠中生痔。用火熬制服用效果更好。又叫作蜂肠。（巢）建在山中深谷处。

蚱蝉

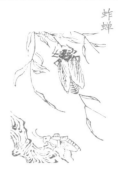

【原文】

蚱蝉，味咸，寒。主小儿惊痫，夜啼，癫病，寒热。生杨柳上。

【译文】

蚱蝉，味咸，性寒。主治小儿惊痫，夜间啼哭，癫病，身体恶寒发热。生活在杨树、柳树上。

白僵蚕

【原文】

白僵蚕，味咸，平。主小儿惊痫，夜啼；去三虫；灭黑䵟，令人面色好；男子阴疡病。生平泽。

【译文】

白僵蚕，味咸，性平。主治小儿惊痫，夜间啼哭；杀灭各种寄生虫；消除脸上黑斑，使人面色美好；还能治疗男子阴部溃烂。生活在平地的水草丛生之处。

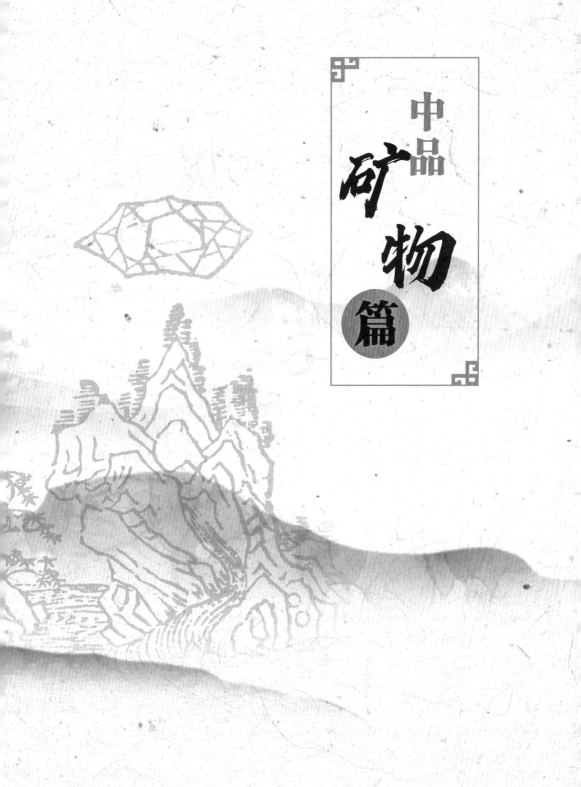

中品
矿物
篇

雄黄

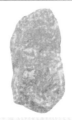

【原文】

雄黄，味苦，平。主寒热，鼠瘘、恶疮，疽、痔，死肌；杀精物，恶鬼，邪气，百虫毒，胜五兵。炼食之，轻身神仙。一名黄金石。生山谷。

【译文】

雄黄，味苦，性平。主治伤寒发热、鼠瘘、恶疮、疽、痔，有肌肤麻木坏死；治疗精神失常症，祛除邪气，杀灭虫毒，功效胜于五种兵器。炼制后服用，可使人身体轻巧、精神爽快。又叫作黄金石。产于山中的深谷处。

雌黄

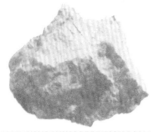

【原文】

雌黄，味辛，平。主恶疮，头秃，痂疥；杀毒虫虱，身痒，邪气诸毒。炼之久服轻身，增年不老。生山谷。

【译文】

雌黄，味辛，性平。主治恶疮、头秃疮、痂疥疮，具有杀灭毒虫、虱子，治疗身体瘙痒，祛邪气，解除各种毒性的功效。炼制后长期服用，能够使人身体轻巧、延年益寿。产于山中的深谷处。

石硫黄

【原文】

石硫黄，味酸，温，有毒。主妇人阴蚀，疽，痔，恶血；坚筋骨；除头秃；能化金、银、铜、铁奇物。生山谷。

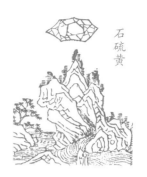
【译文】

石硫黄，味酸，性温，有毒。主治妇女的内外阴瘙痒溃烂发炎的阴蚀症、阴性脓疡、痔疮、瘀血症；具有强筋壮骨、治疗头秃的功效，能够化解金、银、铜、铁等奇硬之物。产于山中的深谷处。

水银

【原文】

水银，味辛，寒。主疥瘙痂疡；白秃；杀皮肤中虱；堕胎；除热；杀金、银、铜、锡毒，熔化还复为丹。久服神仙不死。生平土。

【译文】

水银，味辛，性寒。主治疥疮及形成的瘘疮、痂结疮疡，白秃病，能够杀死皮肤中的虱虫，堕胎，去除热毒。还可以杀灭金、银、铜、锡等有毒物质，熔化后能还原为丹药。长期服用能使人长命百岁。产于平地的土壤中。

石膏

【原文】

石膏，味辛，微寒。主中风寒热，心下逆气，惊，喘，口干舌焦不能息，腹中坚痛；除邪鬼；产乳；金疮。生山谷。

【译文】

石膏，味辛，性微寒。主治中风引起的身体恶寒发热，心腹间内气逆行，心惊、气喘，口干舌燥而呼吸困难，腹部坚硬疼痛，可以祛除邪气恶鬼，具有催生的功效，能治疗金属器械造成的创伤。产于山中的深谷处。

对症下药

病症	配方	功效
伤寒发狂	鹊石散：取石膏二钱、黄连一钱，共研细。甘草煎汤，待药汁冷后送服	去恶寒，止烦逆
胃火牙痛	用好软石膏一两，火煅，淡酒淬过，加防风、荆芥、细辛、白芷各五分，共研细。天天擦牙，有效	散热止痛
流鼻血，头痛，心烦	石膏、牡蛎各一两，研细。每服二钱，新汲水送下。同时用水调少量药滴鼻内	养心神，止血止痛
风热所致的筋骨疼痛	石膏三钱、面粉七钱，研细，加水调匀，入锅里煅红。冷定后化在滚酒中，趁热服下，盖被发汗。连服药三日，病愈	去热止痛

磁石

【原文】

磁石，味辛，寒。主周痹风湿，肢节中痛，不可持物，洗洗酸消，除大热烦满及耳聋。一名玄石。生山谷。

【译文】

磁石，味辛，性寒。主治全身麻痹、风湿阻滞所造成的四肢关节疼痛，无法拿起物品，肌肉寒冷酸痛，能够消除严重的发热、胸中烦闷胀满及耳聋的症状。又叫作玄石。产于山中的深谷处。

对症下药

病症	配方	功效
阳痿	磁石五斤，研细，用清酒浸泡半月，每次服三合，白天服三次，临睡前服一次	补男子肾虚风虚
刀伤后出血不止	用磁石粉敷上	止痛止血
两眼昏障，眼前现空花，视物成两体	磁朱丸：取磁石（火煅、醋淬七次）二两、丹砂一两、生神曲三两，共研为末。另用神曲末一两煮成糊，加蜜做成如梧子大的丸子。每服二十丸，空腹用米汤送下	明目聪耳

病症	配方	功效
各种肿毒	磁石三钱、金银藤四两、铅丹八两、香油一斤，熬成药膏，摊厚纸上贴患处	解毒消肿

凝水石

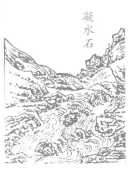

凝水石

【原文】

凝水石，味辛，寒。主身热，腹中积聚邪气，皮中如火烧，烦满，水饮之。久服不饥。一名白水石。生山谷。

【译文】

凝水石，味辛，性寒。主治身体发热，腹中有邪气聚积，皮肤中如火烧般炽热，胸中烦闷胀满。用水冲饮服用。长期服用没有饥饿感。又叫作白水石。产于山中的深谷处。

阳起石

阳起石

【原文】

阳起石，味咸，微温。主崩中漏下，破子脏中血；症瘕结气，寒热，腹痛；无子，阴痿不起，补不足。一名白石。生山谷。

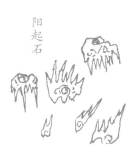

【译文】

阳起石，味咸，性微温。主治妇女非经期阴道出血，消除子宫内的瘀血，消散症瘕形成的郁结邪气，治疗身体的恶寒发热，腹中疼痛，不孕症，阳痿不举，补充身体不足。又叫作白石。产于山中的深谷处。

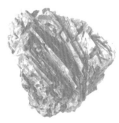

对症下药

病症	配方	功效
丹毒肿痒	用阳起石煅后研细，清水调搽	解毒，消肿，止痒
精滑不禁，大便溏泄，手足常冷	用阳起石煅后研细，加钟乳粉等份，再加酒煮过的附子末，调一点面粉把药和成如梧子大的丸子。每服五十丸，空腹用米汤送下，直至病愈为止	固精补肾
阳萎阴汗	用阳起石煅后研细，每服二钱，盐酒送下	温阳补肾，涩精止汗

理石

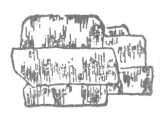

【原文】

理石，味辛，寒。主身热，利胃解烦；益精明目；破积聚；去三虫。一名立制石。生山谷。

【译文】

理石，味辛，性寒。主治身体发热，使胃部和顺、消解烦闷，具有益精明目，破除积聚，杀灭蛔、赤、蛲三虫的功效。又叫作立制石。产于山中的深谷处。

长石

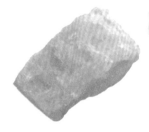

【原文】

长石，味辛，寒。主身热，四肢寒厥；利小便；通血脉，明目，去翳眇；下三虫，杀蛊毒。久服不饥。一名方石。生山谷。

长石，味辛，性寒。主治身体发热，四肢发冷，能使小便通畅，疏通血脉，提高视物能力，去除眼中翳膜，杀灭蛔、赤、蛲三虫，杀死蛊毒。长期服用可使人没有饥饿感。又叫作方石。产于山中的深谷处。

石胆

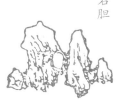

石
胆

【原文】

石胆，味酸，寒。主明目，目痛；金疮；诸痫痉；女子阴蚀痛；石淋寒热；崩中下血；诸邪毒气；令人有子。炼饵服之不老，久服增寿神仙；能化铁为铜成金银。一名毕石。生山谷。

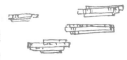

【译文】

石胆，味酸，性寒。主要功效是使眼睛视物清晰，能治疗眼睛疼痛，金属创伤，抽风等各种痫证，以及妇女阴部溃疡疼痛，石淋引发的发冷发热，子宫损伤出血，还能解除各种邪气之毒，治疗不孕不育。将其炼制成饵药服用能使人延缓衰老，长期服用使人如神仙般延年益寿；能将铁变为铜合成金、银。又叫作毕石。产于山中的深谷处。

白青

【原文】

白青，味甘，平。主明目、利九窍，耳聋；心下邪气，令人吐；杀诸毒、三虫。久服通神明，轻身，延年不老。生山谷。

【译文】

白青，味甘，性平。主要功效是使眼睛视物清晰，九窍通利，能治疗耳聋，逐除胃脘部的不正之气，具有催吐、解毒、杀灭三虫的疗效。长期服用能使人神清气爽，身体轻巧，延年益寿。产于山中的深谷处。

扁青

【原文】

扁青，味甘，平。主目痛明目，折跌，痈肿，金疮不瘳；破积聚；解毒气；利精神。久服轻身不老。生山谷。

【译文】

扁青，味甘，性平。主治眼睛疼痛，能使人视物清晰，治疗跌打损伤，痈肿，金属创伤不能愈合，能破除体内积聚，解毒，调养精神。长期服用能使人身轻体健、延缓衰老。产于山中的深谷处。

肤青

【原文】

肤青，味辛，平。主虫毒及蛇、菜、肉诸毒，恶疮。生川谷。

【译文】

肤青，味辛，性平。主要功效是解除虫毒，以及蛇毒和菜、肉当中的各种虫毒，还可治疗恶疮。产于山川河谷地带。

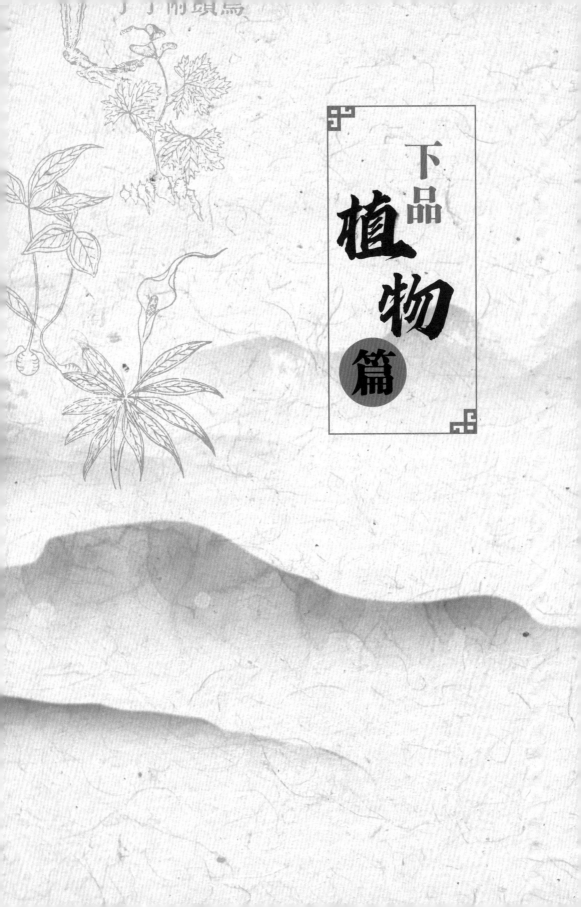

下品

植物

篇

附子

产地分布：分布于四川、陕西、湖北、湖南、云南等省。

成熟周期：花期6-7月，果期7-8月。

形态特征：块根通常2个连生，纺锤形至倒卵形，外皮黑褐色，叶片卵圆形，中央裂片菱状楔形，裂片边缘有粗齿或缺刻。花丝下半部扩张成宽线形的翅；蓇葖果长圆形。

功　　效：回阳救逆，补火助阳，散寒除湿。

【原文】

附子，味辛，温。主风寒咳逆邪气；温中；金疮；破症坚，积聚血瘕；寒湿踒躄，拘挛膝痛不能行步。生山谷。

【译文】

附子，味辛，性温。主治风寒引起的咳嗽气喘、邪气郁结，具有温补内脏，治疗金属创伤，破除症坚，消除积聚、血瘕，治疗寒邪湿邪造成的下肢瘫软，拘挛、膝痛，不能行走。产于山中的深谷处。

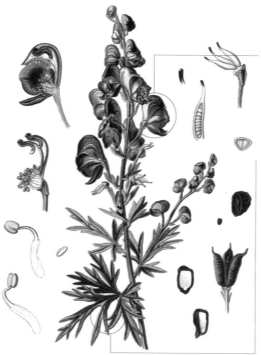

花 [性味]味苦，性温，有毒
[主治]寒湿痿痹，拘挛膝痛

叶 [性味]味苦，性温，有毒
[主治]腰脊风寒，脚疼冷弱，心腹冷痛

乌头

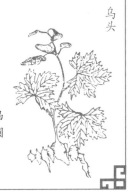

乌头

产地分布：主产四川和陕西。

成熟周期：花期6-7月，果期7-8月。

形态特征：块根通常2～3个连生在一起，呈圆锥形或卵形，母根称乌头，旁生侧根称附子。开蓝紫色花，花冠像盔帽，花序圆锥形。种子黄色，多而细小。

功　　效：治头风喉痹，痈肿疔毒。

【原文】

乌头，味辛，温。主中风，恶风洗洗，出汗；除寒湿痹；逆上气，破积聚，寒热。其汁煎之，名射罔，杀禽兽。一名奚毒，一名即子，一名乌喙。生山谷。

【译文】

乌头，味辛，性温。主治外感中风引起的恶风恶寒，具有发汗的作用，可祛除寒湿导致的风湿病，治疗咳嗽气喘，能破除积聚，清除寒热邪气。烹煎它的汁，叫作射罔，可以毒杀飞禽走兽。又叫作奚毒、即子、乌喙。产于山中的深谷处。

对症下药

病症	配方	功效
头痛发热	乌头与附子、蜀椒、干姜合用	温阳，逐寒，止痛
寒饮上逆腹痛	乌头与半夏同用	散寒，化饮，降逆

天雄

产地分布：主要栽培于四川。

成熟周期：花期6-7月，果期7-8月。

形态特征：多年生草本，高60～120厘米。块根通常2个连生，纺锤形至倒卵形，外皮黑褐色。

功　　效：风寒湿痹、历节风痛、四肢拘挛。

【原文】

天雄，味辛，温。主大风寒湿痹，历节痛，拘挛缓急；破积聚；邪气；金疮；强筋骨，轻身健行。一名白幕。生山谷。

【译文】

天雄，味辛，性温。主治严重的风寒湿痹，全身关节疼痛，拘挛不利，能破除体内聚积，邪气郁结，治疗金属创伤，强筋健骨，使身体轻巧、健步如飞。又叫作白幕。产于山中的深谷处。

半夏

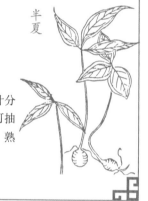

半夏

产地分布： 主产南方各省区，东北、华北、长江流域各省均有栽培。

成熟周期： 7-9月间采挖。

形态特征： 地下块茎球形，叶基生，叶片掌状三出，在叶柄或小叶分枝处着生珠芽，可作为繁殖材料，由块茎生出的植株可抽出花茎。肉穗花序，外具有佛焰苞。浆果，嫩时绿色，熟时红色。

功　　效： 燥湿化痰，降逆止呕，消痞散结。

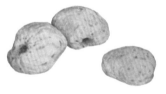

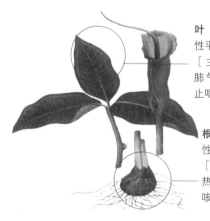

叶 ［性味］味辛，性平，有毒
［主治］消痰，下肺气，开胃健脾，止呕吐

根 ［性味］味辛，性平，有毒
［主治］主伤寒寒热，心下坚，胸胀咳逆

【原文】

半夏，味辛，平。主伤寒寒热，心下坚，下气；喉咽肿痛；头眩；胸胀咳逆，肠鸣，止汗。一名地文，一名水玉。生川谷。

【译文】

半夏，味辛，性平。主治外感伤寒，身体恶寒发热，心腹间郁结坚硬之感，可使体内郁气下行，能治疗咽喉肿痛，头晕目眩，胸中胀满，咳嗽气逆，肠鸣，具有止汗的功效。又叫作地文、水玉。产于山川河谷地带。

病症	配方	功效
痰厥中风	半夏同甘草、防风、生姜共用	燥湿化痰
风痰湿痰	半夏同神曲、南星、白术、枳实、姜汁共用	化痰
脾湿生痰，不思饮食	半夏同人参、白茯、白术、甘草、陈皮共用，名六君子汤	降逆止呕

鸢尾

鸢尾（干射）

产地分布：主要分布在中原、西南和华东一带。

成熟周期：花期4-6月，果期6-8月。

形态特征：多年生宿根性直立草本，高30～50厘米。根状茎匍匐多节，粗而节间短，浅黄色。叶为渐尖状剑形，质薄，淡绿色，呈二纵列交互排列，基部互相包叠。

功　　效：活血祛瘀，祛风利湿，解毒，消积。

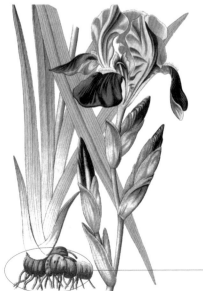

根茎 ［主治］可当吐剂及泻剂，也可治疗眩晕及肿毒

【原文】

鸢尾，味苦，平。主蛊毒邪气，鬼疰诸毒，破症瘕积聚，去水，下三虫。生山谷。

【译文】

鸢尾，味苦，性平。主治蛊毒气，解除鬼疰等各种毒邪，破除积聚肿块，祛除水湿，杀灭蛔、赤、蛲三种寄生虫。产于山中的深谷处。

大黄

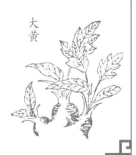

大黄

产地分布： 分布于甘肃、青海、四川等地。

成熟周期： 7月种子成熟后采挖。

形态特征： 根叶片深裂，呈三角状披针形或狭线形。花序分枝紧密，向上直，紧贴干茎。

功　　效： 攻积滞，清湿热，泻火，凉血，祛瘀，解毒。

【原文】

大黄，味苦，寒。主下瘀血；血闭；寒热；破症瘕、积聚；留饮宿食，荡涤肠胃，推陈致新，通利水谷，调中化食，安和五脏。生山谷。

【译文】

大黄，味苦，性寒。主要功效是祛除瘀血，治疗女子闭经，消除恶寒发热，破除症瘕、积聚肿块，消解食物滞留、不消化，荡涤肠胃，促进新陈代谢，通利水谷，调中化食，使五脏安康和谐。产于山中的深谷处。

花 [性味]味苦，性寒，无毒
[主治]通利水谷，调中化食，安和五脏

根 [性味]味苦，性寒，无毒
[主治]能下瘀血，除寒热，破肿块

对症下药

病症	配方	功效
心气不足，吐血衄血	大黄二两，黄连、黄芩各一两，加水三升，煮取一升，热服取利	祛瘀解毒
痰引起的各种疾病	大黄八两、生黄芩八两、沉香半两、青礞石二两、焰硝二两，同入砂罐中密封、煅红、研细。取末用水调和制成梧子大的药丸，常服	止咳化痰
产后血块	大黄末一两，头醋半升，熬膏做成梧子大的丸子，每服五丸，温醋化下	祛瘀

葶苈

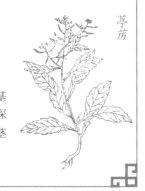

葶苈

产地分布：分布于东北、华北、西北、华东、西南等地。

成熟周期：翌年4月底至5月上旬采收。

形态特征：茎直立，或自基部具多数分枝，被白色微小头状毛。基生叶有柄，叶片狭匙形或倒披针形，一回羽状浅裂或深裂，先端短尖，边缘有稀疏缺刻状锯齿，基部渐狭；茎生叶披针形或长圆形。

功　　效：泻肺降气，祛痰平喘，利水消肿，清泄逐邪。

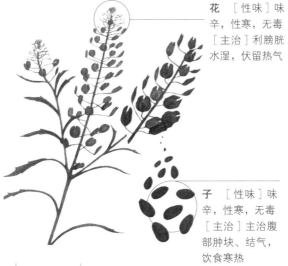

花　[性味]味辛，性寒，无毒
[主治]利膀胱水湿，伏留热气

子　[性味]味辛，性寒，无毒
[主治]主治腹部肿块、结气，饮食寒热

【原文】

葶苈，味辛，寒。主症瘕积聚结气；饮食寒热；破坚逐邪，通利水道。一名大室，一名大适。生平泽及田野。

【译文】

葶苈，味辛，性寒。主治气血积聚形成的肿块，饮食不调，身体恶寒发热，能破除坚积，逐除邪气，通利水道。又叫作大室、大适。产于平地水草丛生处及田野上。

对症下药

病症	配方	功效
遍身肿满	苦葶苈（炒）四两，研成末，与枣肉和成梧子大的丸子，每服十五丸，桑白皮汤送下，一天三次	利水消肿
肺湿痰喘	甜葶苈（炒），研末，加枣肉和成丸子服下	祛痰平喘
头风疼痛	葶苈子研为末，煮汤淋汁洗头，三四次即愈	泻肺降气

桔梗

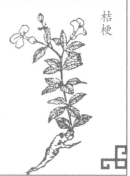

桔梗

产地分布：主产安徽、江苏、湖北、河南。
成熟周期：花期7-9月，果期8-10月。
形态特征：根长纺锤形，长6~20厘米，表面淡黄白色，有扭转纵沟
　　　　　及横长皮孔斑痕。
功　　效：宣肺、利咽、祛痰、排脓。

【原文】

桔梗，味辛，微温。主胸胁痛如刀刺；腹满肠鸣幽幽；惊恐，悸气。生山谷。

【译文】

桔梗，味辛，性微温。主治胸胁如刀刺般疼痛，腹中胀满，肠鸣不断，惊恐，心悸。产于山中的深谷处。

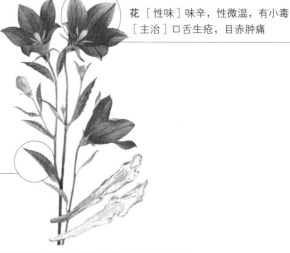

花 ［性味］味辛，性微温，有小毒
［主治］口舌生疮，目赤肿痛

叶 ［性味］味辛，性微温，有小毒
［主治］利五脏肠胃，补血气，除寒热风痹

对症下药

病症	配方	功效
胸满	桔梗、枳壳等份，加水二盅，煎取一盅，温服	下气
伤寒腹胀	桔梗、半夏、陈皮各三钱，生姜五片，加水二盅，煎取一盅服用	祛寒
肺痈咳嗽	桔梗一两、甘草二两，加水三升，煮成一升，分次温服	宣肺
肝风致眼睛痛，眼发黑	桔梗一斤、黑牵牛头末三两，共研成末，加蜜做成梧子大的丸子。每次用温水送服四十丸，一天二次	止痛

莨菪子

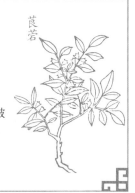

莨菪

产地分布：主产内蒙古、河北、河南及东北、西北各省区。

成熟周期：二年。

形态特征：全株被黏性腺毛。根粗壮，肉质。茎直立或斜上伸，密被柔毛。单叶互生，叶片长卵形或卵状长圆形，顶端渐尖，基部包茎，茎下部的叶具柄。花淡黄绿色，基部带紫色。

功　　效：主治突发癫狂、风痹厥痛和久咳不止。

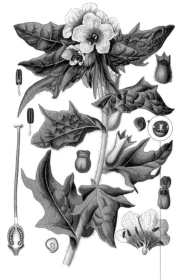

子［性味］味苦，性寒，无毒
［主治］突发癫狂，脱肛不收，
风牙虫牙，乳痈坚硬

【原文】

　　莨菪子，味苦，寒。主齿痛出虫，肉痹拘急；使人健行，见鬼，多食令人狂走。久服轻身，走及奔马，强志，益力，通神。一名横唐。生川谷。

【译文】

　　莨菪子，味苦，性寒。主治牙疼并可出虫，治疗筋肉弊痛麻痹拘急，使人步履矫健，服用过量则会导致人妄见狂走。长期服用使人身体轻巧，如奔马般疾驰，增强记忆力，气力充沛，神清气爽。又叫作横唐。产于山川河谷地带。

草蒿

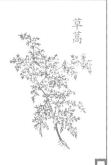

草蒿

产地分布：产于全国各地

成熟周期：花期8-10月，果期10-11月。

形态特征：全株黄绿色，有臭气。茎直立，具纵条纹，上部分枝。基部及下部叶在花期枯萎，中部叶卵形，小裂片线形，先端尖锐，无毛或略具细微软毛，有柄。

功　　效：清热解暑，除蒸，截疟。

【原文】

草蒿，味苦，寒。主疥瘙痂痒；恶疮；杀虱；留热在骨节间；明目。一名青蒿，一名方溃。生川泽。

【译文】

草蒿，味苦，性寒。主治疥疮结痂而瘙痒，恶性疮疡，可杀灭虫虱，消散骨节间的积热，增强视力。又叫作青蒿、方溃。产于河边池泽的水草丛生处。

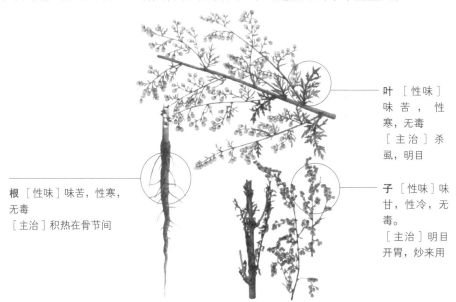

叶 ［性味］味苦，性寒，无毒
［主治］杀虱，明目

子 ［性味］味甘，性冷，无毒。
［主治］明目开胃，炒来用

根 ［性味］味苦，性寒，无毒
［主治］积热在骨节间

旋覆花

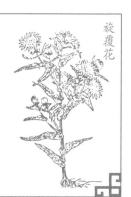

产地分布：我国北部、东北部、中部、东部各省。

成熟周期：果期9-11月。

形态特征：茎直立，不分枝。基生叶长于椭圆形，稍呈莲座丛状；茎生叶互生，无柄，叶片披针形、长椭圆状披针形或长椭圆形，茎上部叶半包茎，边缘有细齿，两面均有毛。

功　　效：降气消痰，行水止呕。

【原文】

旋覆花，味咸，温。主结气胁下满；惊悸；除水；去五脏间寒热；补中；下气。一名金沸草，一名盛椹。生平泽、川谷。

【译文】

旋覆花，味咸，性温。主治邪气聚积造成的胁下胀满，惊恐心悸，消除水湿，祛除五脏间的寒热邪气，补益内脏，使气下行。又叫作金沸草、盛椹。产于沼泽、山川河谷地带。

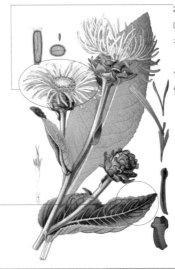

花 ［性味］味咸，性温，有小毒
［主治］主结气胁下满，惊悸，除水

叶 ［主治］傅金疮，止血

藜芦

产地分布：分布于东北、华北、陕西、甘肃、湖北、四川、贵州。
成熟周期：花期7-8月，果期8-9月。
形态特征：多年生草本，高60～100厘米。茎粗壮。叶椭圆形，长20～25厘米，宽5～10厘米。圆锥花序，侧生总状花序为雄花，顶生花序具两性花，小花多数密生，花被片黑紫色。
功　　效：涌吐风痰，清热解毒，杀虫。

藜芦

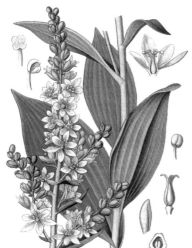

根茎 ［性味］味苦辛，性寒，有毒
［主治］中风痰涌，风痫癫疾，黄疸，久疟，泄痢，头痛，喉痹，鼻息，疥癣，恶疮

【原文】

藜芦，味辛，寒。主蛊毒；咳逆；泄痢、肠澼；头疡、疥瘙、恶疮；杀诸蛊毒，去死肌。一名葱苒。生山谷。

【译文】

藜芦，味辛，性寒。主治蛊毒，咳嗽气逆，痢疾，泄泻；治疗头部生疡、疥疮、恶疮，能杀虫解毒，去除坏死的肌肉。又叫作葱苒。产于山中的深谷处。

钩吻

产地分布：分布于浙江、福建、广东、广西、湖南、贵州、云南。

成熟周期：花期8-11月；果期11月至翌年2月。

形态特征：缠绕常绿藤本。枝光滑。叶对生，卵形至卵状披针形，顶端渐尖，基部渐狭或近圆形，全缘。花淡黄色；花冠漏斗状，内有淡红色斑点。蒴果卵形。种子有膜质的翅。

功　　效：金疮乳滞，中恶风，咳逆上气，水肿，杀蛊毒。

【原文】

钩吻，味辛，温。主金创乳痓，中恶风，咳逆上气，水肿，杀鬼疰蛊毒。一名野葛。生山谷。

【译文】

钩吻，味辛，性温。主治金属创伤，妇女生产痉挛，外感恶风，咳嗽气逆，水肿，杀灭鬼疰、蛊毒。又叫作野葛。产于山中的深谷处。

射干

产地分布：分布于全国各地。

成熟周期：栽后2~3年收获，春、秋季挖掘根茎。

形态特征：根茎粗壮，横生，鲜黄色，呈不规则的结节状。

功　　效：清热解毒，祛痰利咽，消瘀散结。

射干

【原文】

射干，味苦，平。主逆上气；喉痹，咽痛，不得消息；散结气，腹中邪逆；食饮大热。一名乌扇，一名乌蒲。生川谷。

【译文】

射干，味苦，性平。主治咳嗽气喘，呼吸困难，咽喉疼痛，能消散郁结的邪气，治疗腹中邪热，消除身体高热。又叫作乌扇、乌蒲。产于山川河谷地带。

病症	配方	功效
咽喉肿痛	射干花根、山豆根，阴干为末，吹喉	祛痰利咽
乳痈初起	取像僵蚕的射干根，同萱草根共研为末，加蜜调敷	消瘀散结

蛇合

产地分布：辽宁、陕西、山东、河南、安徽、江苏等地。

成熟周期：每年可收2次，在5月和9~10月。

形态特征：花茎上升或匍匐，常于节处生根并发育出新植株，长10~50厘米，被疏柔毛或开展长柔毛。

功　　效：清热定惊，解毒活血。

【原文】

蛇合，味苦，微寒。主惊痫；寒热邪气；除热金疮；疽、痔、鼠瘘、恶疮、头疡。一名蛇衔。生山谷。

【译文】

蛇合，味苦，性微寒。主治惊痫，邪气郁结导致的恶寒发热，能消除金属创伤引起的发热；治疗毒疮、痔疮、鼠瘘、恶疮、头部疮疡。又叫作蛇衔。产于山中的深谷处。

常山

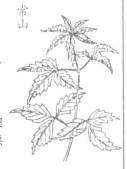

常山

产地分布：分布于江西、湖北、湖南、陕西、四川、贵州、云南、广东、福建。

成熟周期：秋季采摘。

形态特征：小枝绿色，常带紫色，稀被微柔毛。叶先端渐尖，基部楔形，边缘有密的锯齿或细锯齿；中脉上面凹陷，侧脉弯拱向上。伞房花序圆锥形；顶生，有梗；花蓝色或青紫色。

功　　效：祛痰，截疟。

【原文】

常山，味苦，寒。主伤寒寒热；热发温疟；鬼毒；胸中痰结，吐逆。一名互草。生川谷。

【译文】

常山，味苦，性寒。主治伤寒引起的恶寒发热，温疟发热，鬼毒，胸中痰结，吐逆。又叫作互草。产于山川河谷地带。

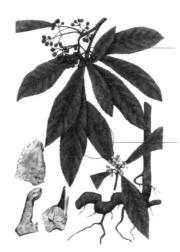

子 [性味] 味苦，性寒，有毒
[主治] 伤寒寒热，热发温疟，鬼毒

叶 [性味] 味苦，性平，有小毒
[主治] 主疟及咳逆寒热，腹中症坚痞结

蜀漆

产地分布：陕西、甘肃、江苏、安徽、浙江等地。

成熟周期：花期2-4月，果期5-8月。

形态特征：灌木，高1~2米;小枝圆柱状或稍具四棱，无毛或被稀疏短柔毛，常呈紫红色。

功　　效：除痰，截疟。

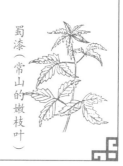

蜀漆（常山的嫩枝叶）

【原文】

蜀漆，味辛，平。主疟及咳逆寒热；腹中症坚、痞结积聚；邪气蛊毒、鬼疰。生川谷。

【译文】

蜀漆，味辛，性平。主治疟疾，咳嗽气喘，恶寒发热，腹中症结、结块聚积，邪气导致蛊毒，鬼疰。产于山川河谷地带。

对症下药

病症	配方	功效
截疟	取常山三两放浆水三升中浸泡一夜，煎取一升。发病前一次服完，能吐为好	下气通肠
独寒不热	蜀漆、云母（煅三日三夜）、龙骨各二钱，同研末。每服半钱，临发病之时早晨一服，发病前再一服，浆水调下	暖肠
独热不冷	蜀漆一钱半、甘草一钱、麻黄二钱、牡蛎粉二钱，加水二杯，先煎麻黄、蜀漆，去沫，再将其余药倒入，煎至一杯。未发病前温服，得吐则疟止	祛寒

甘遂

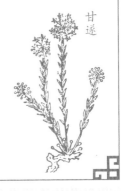

产地分布：分布于河北、山西、陕西、甘肃、河南、四川等地。

成熟周期：春季开花前或秋季枯苗后挖掘根部。

形态特征：全株含白色乳汁。根细长，弯曲，中段及末端常有串珠状、指状或长椭圆状块根，外表棕褐色。茎常从基部分枝，下部带紫红色，上部淡绿色。

功　　效：泻水逐饮，破积通便。

【原文】

甘遂，味苦，寒。主大腹疝瘕，腹满，面目浮肿，留饮宿食；破症坚积聚；利水谷道。一名主田。生川谷。

【译文】

甘遂，味苦，性寒。主治疝瘕引起的腹部痞满肿大，胀满，面目浮肿，宿食消化不良，能破除症结、积聚，使水道、谷道通利。又叫作主田。产于山川河谷地带。

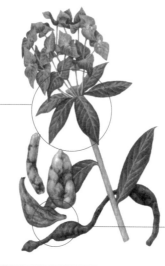

叶 ［性味］味苦，性微寒，有毒
［主治］能泻十二种水疾，去痰水

根 ［性味］味苦，性寒，有毒
［主治］破症坚积聚，利水谷道

对症下药

病症	配方	功效
水肿腹满	甘遂（炒）二钱二分、牵牛一两半，同研末，水煎，时时含呷	泻水逐饮
水肿喘急，大小便不通	甘遂、大戟、芫花等份，同研末，用枣肉和成梧子大的丸子。每天清晨用热汤送服四十丸，以利去黄水为度	破积通便
疝气偏肿	甘遂、茴香等份，同研末，每次用酒送服二钱	行气消肿

白敛

产地分布：分布华北、华东和中南各省区。
成熟周期：春、秋二季采收。
形态特征：草质或基部稍木质的攀援藤本。块根粗厚，纺锤状或圆柱状。小枝常带紫色，无毛。
功　　效：散结气，止痛除热。

【原文】

白敛，味苦，平。主痈肿、疽、疮；散结气，止痛；除热；目中赤；小儿惊痫；温疟；女子阴中肿痛。一名菟核，一名白草。生山谷。

【译文】

白敛，味苦，性平。主治痈肿及各种疮疡，能使郁结之气消散，消除疼痛，祛除热邪，治疗眼睛赤红、小儿惊痫、温疟、女子阴部肿痛。又名菟核、白草。产于山中的深谷处。

青葙子

产地分布：分布于秦岭以南各省区。

成熟周期：花期6-9月，果期8-10月。

形态特征：全株无毛。叶互生，披针形或椭圆状披针形，顶端长尖，基部渐狭成柄。穗状花序顶生；子房长圆形，花柱红色，柱头2裂。胞果球形；种子扁圆形，黑色，有光泽。

功　　效：燥湿清热，杀虫，止血。治风瘙身痒，疮疥，痔疮，金疮出血。

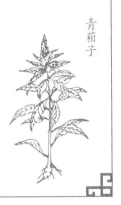

青葙子

【原文】

青葙子，味苦，微寒。主邪气皮肤中热；风瘙身痒；杀三虫。子，名草决明，疗唇口青。一名草蒿，一名萋蒿。生平谷道旁。

【译文】

青葙子，味苦，性微寒。主治邪气侵入皮肤使体表发热，可祛除风热瘙痒，杀灭蛔、赤、蛲三种寄生虫。它的子，叫作草决明，治疗嘴唇青紫。又叫作草蒿、萋蒿。产于平原、山间小溪、道路两旁。

藋菌

产地分布：东海及渤海。

成熟周期：8月采收。

功　　效：温补内脏，杀灭蛔虫。

【原文】

藋菌，味咸，平。主心痛；温中；去长虫；白疯，蛲虫，蛇螫毒，症瘕诸虫。一名藋芦。生池泽。

【译文】

藋菌，味咸，性平。主治心痛，具有温补内脏，杀灭蛔虫、白疯、蛲虫，解蛇螫毒的功效，对症瘕、各种虫症也有治疗作用。又叫作藋芦。产于沟渠池塘等水草丛生处。

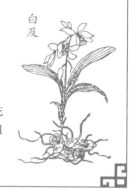

白及

白及

产地分布：分布于华东、中南、西南及甘肃、陕西等地。

成熟周期：花期4-5月，果期10月。

形态特征：多年生草本。基部互相套叠成茎状，中央抽出花葶。花紫色或淡红色，由3枚萼片、2枚花瓣和1枚特化的唇瓣组成。地下有粗厚的根状茎，如鸡头状。

功　　效：止血补肺，生肌止痛。

【原文】

白及，味苦，平。主痈肿、恶疮、败疽、伤阴死肌；胃中邪气；贼风鬼击，痱缓不收。一名甘根，一名连及草。生川谷。

【译文】

白及，味苦，性平。主治痈肿，恶性疮疡，疮疡恶化腐烂，阴精耗伤、肌肤坏死，胃中邪气郁结，受贼风侵袭，四肢缓弱不能收放。又叫作甘根、连及草。产于山川河谷地带。

对症下药

病症	配方	功效
鼻出血不止	用口水调白及末涂鼻梁上低处，再用水送服白及末一钱，效果好	止血
心气疼痛	取白及、石榴皮各二钱，研为末，炼蜜为丸如黄豆大，每次服三丸，用艾醋汤送下	下气

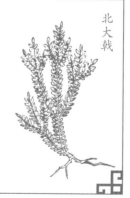

大戟

北大戟

产地分布：分布于全国除新疆、广东、海南、广西、云南、西藏外各地。

成熟周期：5月采苗，2月、8月采根。

形态特征：全株含白色乳汁。根粗壮，圆锥形，有侧根。茎自上部分枝，表面被白色短柔毛。

功　　效：泻水逐饮，消肿散结。

【原文】

大戟，味苦，寒。主蛊毒，十二水腹满急痛；积聚；中风，皮肤疼痛，吐逆。一名邛钜。

【译文】

大戟，味苦，性寒。主治蛊毒，十二经的各种水肿症，腹中胀满紧痛，邪气积聚，中风，皮肤疼痛，呕吐。又叫作邛钜。

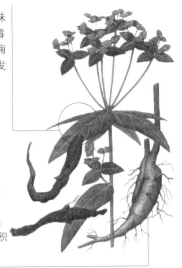

叶　[性味]味苦，性寒，有小毒
[主治]颈腋痈肿，头痛，能发汗，利大小便

根　[性味]味苦，性寒，有小毒
[主治]主蛊毒，水肿，腹满急痛积聚，吐逆

对症下药

病症	配方	功效
水肿喘急，小便涩	大戟（炒）二两、干姜（炮）半两，同研末，每次用姜汤送服三钱，以大小便通畅为度	消肿散结
水肿腹大如鼓或遍身浮肿	取大枣一半，放锅内用水浸过，上面盖上大戟的根、苗，不加盖煮熟，随时取大枣吃，枣尽病愈	消肿
牙痛	将大戟咬于痛处，止痛效果好	止痛

泽漆

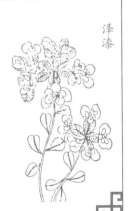

泽漆

产地分布：我国除西藏外，各地均有分布。

成熟周期：花期4-5月，果期5-8月。

形态特征：茎丛生，基部斜升，无毛或仅分枝略具疏毛，基部紫红色，上部淡绿色。叶互生；无柄或因突然狭窄而具短柄；叶片倒卵形或匙形，先端钝圆，有缺刻或细锯齿，基部楔形，两面深绿色或灰绿色。

功　　效：行水消肿，化痰止咳，解毒杀虫。

【原文】

泽漆，味苦，微寒。主皮肤热；大腹水气，四肢、面目浮肿；丈夫阴气不足。生川泽。

【译文】

泽漆，味苦，性微寒。主治皮肤发热，腹部胀满有水气，四肢及面目水肿，男子肾气亏损不足。产于河边池泽等水草丛生处。

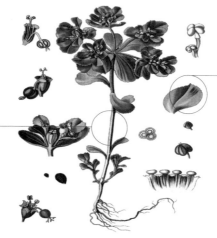

叶 ［性味］味苦，性微寒，无毒
［主治］主皮肤热，腹水，男子阴气不足

茎 ［性味］味苦，性微寒，无毒
［主治］止疟疾，消痰退热

茵芋

产地分布：分布于山东、江苏、安徽、浙江、江西、湖南等地。

成熟周期：花期4-5月。

形态特征：常绿灌木。叶常集生于枝顶，狭长圆形或长圆形，两端渐尖。花常为两性，集生成顶生的圆锥花序；苞小，卵形；萼片5，广卵形；花瓣5，白色，有芳香。

功　　效：主治风湿痹痛、四肢挛急、两足软弱。

【原文】

茵芋，味苦，温。主五脏邪气，心腹寒热，羸瘦如疟状，发作有时；诸关节风湿痹痛。生川谷。

【译文】

茵芋，味苦，性温。主治五脏内邪气郁结，心腹间恶寒发热，身体羸瘦虚弱像患有疟疾的样子，全身关节风湿痹痛。产于山川河谷地带。

芫花

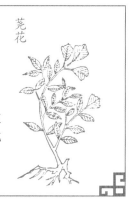

芫花

产地分布：分布于湖南、湖北、陕西、江西、云南等地。

成熟周期：花期5-6月。

形态特征：落叶灌木。枝细长，小枝有丝状细毛。叶互生或对生，矩圆状披针形。花黄色，成顶生疏腋生穗状花序，或再合成圆锥花序，被细毛。

功　　效：泻水饮，破积聚。

【原文】

芫花，味苦，寒。主伤寒、温疟；下十二水；破积聚；大坚症瘕；荡涤肠胃中留癖，饮食寒热邪气；利水道。生川谷。

【译文】

芫花，味苦，性寒。主治伤寒、温疟，可下十二经的水邪、破除体内积聚肿块，还能荡涤肠胃中饮宿食停聚、发作寒热，祛邪气，通利水道。产于山川河谷地带。

贯众

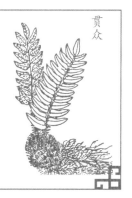

贯众

产地分布：我国大部分地区都有分布。

成熟周期：全年可采。

形态特征：陆生蕨。根状茎粗壮直立。叶丛生，革质，单数一回羽状复叶，小羽片呈镰刀状披针形，边缘有细锯齿，叶柄细长，密被褐色细毛。

功　　效：清热解毒，凉血止血，杀虫。

【原文】

贯众，味苦，微寒。主腹中邪热气；诸毒；杀三虫。一名贯节，一名贯渠，一名白头，一名虎卷，一名扁符。生山谷。

【译文】

贯众，味苦，性微寒。主治腹中邪气结聚，能解除各种毒，杀灭蛔、赤、蛲三虫。又叫作贯节、贯渠、白头、虎卷、扁符。产于山中的深谷处。

对症下药

病症	配方	功效
鼻出血不止	贯众根研末，用水送服一钱	止血
产后流血过多，心腹彻痛	用状如刺猬的贯众一个，整个入药不锉，只揉去毛和花萼，以好醋蘸湿，慢火炙令香熟，冷后研细。每次用米汤送服三钱，空腹服	止血止痛
长期咳嗽，痰带脓血	贯众、苏方木各等份。每次取三钱，加水一盏，生姜三片，煎服。一日二次	止咳化痰

牙子

产地分布：全国各地。

成熟周期：花果期7-9月。

形态特征：根茎粗。茎高30~100厘米；茎、叶柄、叶轴、花序轴都有开展长柔毛和短柔毛。叶为不整齐的单数羽状复叶。果实倒圆锥状，长约4毫米，顶端有钩状刺毛，有宿存萼。

功　　效：祛除邪热，治疗疥疮瘙痒、恶性疮疡等。

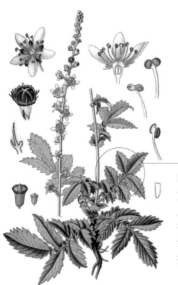

叶［主治］清热解毒，消肿散结。用于感冒咳嗽、扁桃体炎、颈淋巴结结核、小儿疳积、痔疮；外用治疗疮

【原文】

牙子，味苦，寒。主邪气热气；疥瘙、恶疡疮、痔；去白虫。一名狼牙。生川谷。

【译文】

牙子，味苦，性寒。主要功效是祛除邪热，治疗疥疮瘙痒，恶性疮疡、痔疮，杀灭白虫。又叫作狼牙。产于山川河谷地带。

羊踯躅

产地分布：全国各地。

成熟周期：花期4-5月，果期6-7月。

形态特征：落叶灌木，高1~2米。老枝光滑，带褐色，幼枝有短柔毛。单叶互生，叶柄短。花多数，成顶生短总状花序。蒴果长椭圆形，熟时深褐色，具疏硬毛，胞间裂开，种子多数、细小。

功　　效：治疗温疟，解除恶毒，祛除各种痹痛。

羊踯躅

【原文】

羊踯躅，味辛，温。主贼风在皮肤中淫淫痛；温疟；恶毒；诸痹。生川谷。

【译文】

羊踯躅，味辛，性温。主治皮肤受到贼风侵袭而走窜作痛，治疗温疟，解除恶毒，祛除各种痹痛。产于山川河谷地带。

芫花

产地分布：主产安徽、江苏、浙江、四川、山东、福建、湖北。

成熟周期：春季花含苞初放时采摘。

形态特征：花弯曲樟锤形，上端四裂色蓝紫，外生白毛内有蕊。

功　　效：泻水逐饮，祛痰止咳，杀虫疗疮。

芫花

【原文】

芫花，味辛，温。主咳逆上气，喉鸣喘；咽肿短气；蛊毒；鬼疟；疝瘕；痈肿；杀虫鱼。一名去水。生川谷。

【译文】

芫花，味辛，性温。主治咳嗽气逆，喉咙中有喘鸣音，咽部肿痛、气息短促，能治疗蛊毒、鬼疟、疝瘕、痈肿，毒杀虫鱼。又叫作去水。产于山川河谷地带。

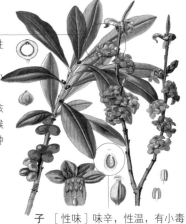

花 ［性味］味辛，性温，有小毒

［主治］咳逆上气，喉鸣喘，咽肿短气

子 ［性味］味辛，性温，有小毒

［主治］心腹胀满，去水气寒痰

姑活

产地分布：全国各地。

成熟周期：春季种子成熟时采收。

形态特征：一年生草本，高1米。叶圆形，常5~7裂或角裂，裂片三角状圆形；叶柄瘦弱，长4~7厘米，疏被柔毛。花小，白色。

功　　效：行水滑肠，通乳，清热排脓。

【原文】

姑活，味甘，温。主大风邪气湿痹寒痛。久服轻身，益寿耐老。一名冬葵子。

【译文】

姑活，味甘，性温。主治受到严重风邪引起的寒湿痹痛。长期服用则身体轻巧、延年益寿、延缓衰老。又叫作冬葵子。

别羁

产地分布：全国各地。

成熟周期：全年可采。

【原文】

别羁，味苦，微温。主风寒湿痹，身重，四肢疼酸寒邪气，历节痛。生川谷。

【译文】

别羁，味苦，性微温。主治风寒湿痹、身体沉重、四肢酸疼，祛除寒邪之气，治疗周身关节疼痛。产于山川河谷地带。

商陆

产地分布：主产华北华中地区。

成熟周期：秋季至次春采挖。

形态特征：根肥大，肉质，倒圆锥形，外皮淡黄色或灰褐色，内面黄白色。

功　　效：通二便，泻水湿，散结肿。

【原文】

商陆，味辛，平。主水胀；疝瘕；痹；熨除痈肿；杀鬼精物。一名芴根，一名夜呼。生川谷。

【译文】

商陆，味辛，性平。主治水肿胀满，疝瘕，痹证，用商陆外贴患处可消除痈肿，杀病邪。又名芴根、夜呼。产于山川河谷地带。

羊蹄

产地分布：全国各地。

成熟周期：9-11月采挖。

形态特征：多年生草本植物，茎直立，高可达100厘米。基生叶长圆形或披针状长圆形，顶端急尖，基部圆形或心形，边缘微波状。花序圆锥状，花两性，多花轮生。

功　　效：清热解毒，杀虫止痒，通便。

【原文】

羊蹄，味苦，寒。主头秃、疥瘙；除热；女子阴蚀。一名东方宿，一名连虫陆，一名鬼目。生川泽。

【译文】

羊蹄，味苦，性寒。主治头秃，疥疮、瘙痒，祛除热邪，治疗女子阴蚀症。又叫作东方宿、连虫陆、鬼目。产于河流沼泽的水草丛生处。

萹蓄

产地分布：全国各地。

成熟周期：花期4-8月，果期6-9月。

形态特征：植物体有白色粉霜。茎平卧地上或斜上伸展，基部分枝，绿色，具明显沟纹，无毛，基部圆柱形，幼枝具棱角。叶片窄长椭圆形或披针形，先端钝或急尖，基部楔形，两面均无毛，侧脉明显。

功　　效：利水通淋，杀虫止痒。

【原文】

　　萹蓄，味辛，平。主浸淫、疥瘙、疽、痔，杀三虫。一名萹竹。生山谷。

【译文】

　　萹蓄，味辛，性平。主治浸淫疮、疥疮瘙痒、疽疮、痔疮，杀灭蛔、赤、蛲三种寄生虫。又叫作萹竹。产于山中的深谷处。

对症下药

病症	配方	功效
蛔虫病	取萹蓄十斤，锉细，加水一石，煎至一斗。去渣后煎浓。头天晚上禁食，次日空腹服一升，虫即可打下	杀虫
恶疮痂痒作痛	用萹蓄捣烂敷患处，痂落病即愈	止痒

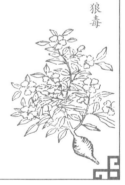

狼毒

产地分布：全国各地。
成熟周期：春秋二季采挖。
形态特征：草本植物，高20~60厘米，全株含白色乳汁。根肥大，肉质，呈圆柱形。
功　　效：能散结、逐水、止痛、杀虫。

【原文】

　　狼毒，味辛，平。主咳逆上气；破积聚；饮食寒热；水气；恶疮；鼠瘘；疽蚀；鬼精蛊毒。杀飞鸟走兽。一名续毒。生山谷。

【译文】

　　狼毒，味辛，性平。主治咳嗽气喘，破除邪气积聚形成的肿块，饮食积聚，身体恶寒发热，水肿，恶疮，鼠瘘，疽蚀疮，蛊毒，可毒杀飞禽走兽。又叫作续毒。产于山中的深谷处。

鬼臼

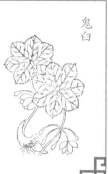

鬼臼

产地分布：陕西、安徽、浙江、江西、福建、台湾、湖北、湖南等地。

成熟周期：花期3-5月，果期6-10月。

形态特征：多年生草本。根状茎粗壮，呈结节状，横生，长边20厘米以上，表面黄棕色，内部白色，肉质，密生细长须根。

功　　效：解毒祛瘀。

【原文】

鬼臼，味辛，温。主杀蛊毒；鬼疰精物；辟恶气不祥；逐邪解百毒。一名爵犀，一名马目毒公，一名九臼。生山谷。

【译文】

鬼臼，味辛，性温。主治蛊毒，杀灭鬼疰精物，辟除病邪不祥，逐除邪气，解除百毒，又叫作爵犀、马目毒公、九臼。产于山中的深谷处。

白头翁

产地分布：主产华北、江苏、东北。

成熟周期：秋播或春播，4月下旬采收。

形态特征：呈类圆柱形或圆锥形，近根头处常有朽状凹洞。根头部稍膨大，有白色绒毛。

功　　效：清热解毒。

【原文】

白头翁，味苦，温。主温疟；狂易寒热，症瘕积聚；瘿气；逐血止痛；金疮。一名野丈人，一名胡王使者。生山谷。

【译文】

白头翁，味苦，性温。主治温疟，精神狂乱、身体恶寒发热，破除邪气积聚形成肿块，瘿气，消除瘀血疼痛，治疗金属创伤。又叫作野丈人、胡王使者。产于山中的深谷处。

叶 [性味]味苦，性温，无毒
[主治]主一切风气，能暖腰膝，明目消赘

花 [性味]味苦，性温，无毒
[主治]止鼻出血

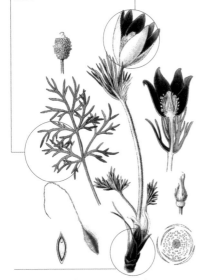

根 [性味]味苦，性温，无毒
[主治]温疟，癫狂寒热，症瘕积聚，瘿气

对症下药

病症	配方	功效
热痢下重	白头翁二两，黄连、黄柏、秦皮各三两，加水七升煮成二升。每次服一升，不愈可再服。妇人产后体虚痢疾者，可加甘草、阿胶各二两	清热解毒
下痢咽痛	春夏季得此病，可用白头翁、黄连各一两，木香二两，加水五升，煎成一升半，分三次服	清热解毒
外痔肿痛	取白头翁捣碎外涂即可	活血止痛

羊桃

羊桃

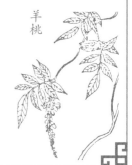

产地分布：广东、广西、福建、台湾、云南等地。

成熟周期：8-9月采收。

形态特征：浆果肉质，下垂，有5棱，很少6或3棱，横切面呈星芒状，长5~8厘米，淡绿色或蜡黄色，有时带暗红色。

功　　效：清热解毒，化瘀止血。

【原文】

羊桃，味苦，寒。主嚛热身暴赤色；风水；积聚；恶疡；除小儿热。一名鬼桃，一名羊肠。生川谷。

【译文】

羊桃，味苦，性寒。主治身体受热邪之气而呈现赤红色、风水浮肿、消除积聚，治疗恶性疮疡、小儿身体发热。又叫作鬼桃、羊肠。产于山川河谷地带。

女青

【原文】

女青，味辛，平。主蛊毒，逐邪恶气；杀鬼温疟；辟不祥。一名雀瓢。生山谷。

【译文】

女青，味辛，性平。主治蛊毒，可祛除邪恶秽浊之气，治疗不明原因的严重温疟；辟除不祥。又叫作雀瓢。产于山中的深谷处。

连翘

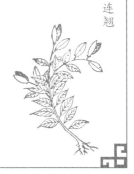

产地分布：河北、山西、陕西、甘肃、山东、江苏、安徽、河南、湖北、四川。

成熟周期：连翘定植3~4年后开花结实，8月采摘。

形态特征：叶狭长。茎赤色，高三四尺，独茎。梢间开黄色花。秋天结实像莲，内作房瓣。

功　　效：清热解毒，消肿散结，风热感冒。

【原文】

连翘，味苦，平。主寒热；鼠瘘；瘰疬；痈肿；恶疮；瘿瘤；结热；蛊毒。一名异翘，一名兰华，一名折根，一名轵，一名三廉。生山谷。

【译文】

连翘，味苦，性平。主治身体恶寒发热，鼠瘘，瘰疬，痈肿，恶疮，瘿瘤，结热，蛊毒等恶性疾病。又叫作异翘、兰华、折根、轵、三廉。产于山中的深谷处。

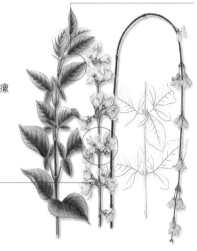

叶 ［性味］味甘，性平，有小毒
［主治］下热气，益阴精

实 ［性味］味苦，性平
［主治］主寒热，鼠瘘，瘰疬

花 ［性味］味甘，性寒，有小毒
［主治］令人面色好，能明目

对症下药

病症	配方	功效
瘰疬结核	连翘、芝麻等份，研为末，经常服用	消肿散结
痔疮肿痛	用连翘煎汤熏洗，然后用刀上飞过的绿矾加麝香少许敷贴	清热解毒

兰茹

【原文】

兰茹，味辛，寒。主蚀恶肉，败疮死肌，杀疥虫，排脓恶血；除大风热气；善忘不乐。生川谷。

【译文】

兰茹，味辛，性寒。主治蚀疮、肌肉腐恶、肌肤坏死，可杀灭疥虫、排除脓血、消除严重的风邪热气，治疗健忘症、精神郁郁寡欢。产于山川河谷地带。

乌韭

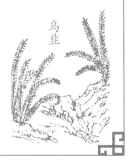

产地分部：长江以南各地。

形态特征：根状茎短而横走，密生赤褐色钻状鳞片。叶厚草质，光泽无毛；叶片披针形；小羽片斜菱形；叶脉在小裂片上两叉。

【原文】

乌韭，味甘，寒。主皮肤往来寒热，利小肠膀胱气。生山谷石上。

【译文】

乌韭，味甘，性寒。主治皮肤中有寒热之气往来发作，通利小肠，排除膀胱之气。产于山中深谷的岩石之上。

鹿藿

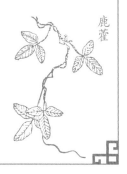

产地分布：江南各省。

成熟周期：花期5-8月，果期9-12月。

形态特征：缠绕草质藤本。全株各部多少被灰色至淡黄色柔毛；茎略具棱。叶为羽状或有时近指状3小叶。总状花序。

功　　效：退热，养血，止痛。

【原文】

鹿藿，味苦，平。主蛊毒；女子腰腹痛不乐；肠痈；瘰疬疡气。生山谷。

【译文】

鹿藿，味苦，性平。主治蛊毒，女子腰腹疼痛、郁郁寡欢，肠内痈肿，瘰疬疮疡。产于山中的深谷处。

蚤休

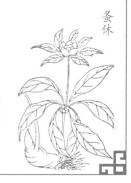

蚤休

产地分布：产于南方各省区。

成熟周期：移栽3~5年后，在9-10月倒苗时，挖起根茎。

形态特征：一茎独上，茎当叶心。叶绿色似芍药，凡二三层，每
一层7叶。茎头夏月开花，一花7瓣，有金丝蕊，长三四
寸。根像鬼臼、苍术，外紫中白。

功　　效：清热解毒，消肿止痛，凉肝定惊。

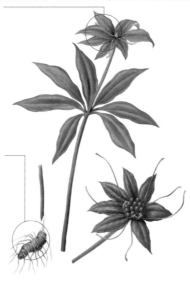

花　[性味]
味苦，性微
寒，有毒
[主治]治胎
风手足搐，吐
泻瘰疬

根　[性味]
味苦，性微
寒，有毒
[主治]惊
痫，摇头弄
舌，热气在
腹中

【原文】

　　蚤休，味苦，微寒。主惊痫摇
头弄舌；热气在腹中；癫疾；痈疮；
阴蚀；下三虫；去蛇毒。一名蚩休。
生川谷。

【译文】

　　蚤休，味苦，性微寒。主治惊
痫，摇头弄舌怪态百出，祛除腹中
聚积的热邪之气，癫疾，痈疮，阴蚀，
杀除蛔、赤、蛲三种寄生虫，解蛇毒。
又叫作蚩休。产于山川河谷地带。

石长生

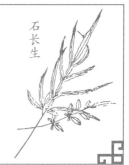

石长生

产地分布：主产浙江、台湾。

成熟周期：9-11月采收。

形态特征：植株高25~55厘米。根状茎长而横走，密被栗黑色、有光
泽的狭长披针形鳞片。

功　　效：清热解毒。

【原文】

　　石长生，味咸，微寒。主寒热；恶疮大热；辟鬼气不祥。一名丹草。生山谷。

【译文】

石长生，味咸，性微寒。主治恶寒发热，恶疮引起的严重发热，可辟除污浊不祥之气。又叫作丹草。产于山中的深谷处。

陆英

产地分布：全国各地。

成熟周期：花期4-5月，果期8-9月，7-10月采收。

形态特征：陆英高大草本或半灌木，高达3m。茎有棱条，髓部白色。奇数羽状复叶，叶对生。浆果红果，近球形。

功　　效：消肿止痛。

【原文】

陆英，味苦，寒。主骨间诸痹，四肢拘挛疼酸，膝寒痛；阴痿；短气不足，脚肿。生川谷。

【译文】

陆英，味苦，性寒。主治骨骼关节间的各种痹痛，四肢拘挛酸痛，膝部寒冷疼痛，阳痿，气息微弱不足，小腿肿痛。产于山川河谷地带。

荩草

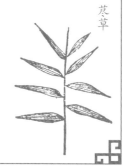

产地分布：全国各地。

成熟周期：7-9月采收。

形态特征：一年生。秆细弱，无毛，基部倾斜，高30~60厘米，具多节，常分枝，基部节着地易生根。

功　　效：止咳化痰，杀虫。

【原文】

荩草，味苦，平。主久咳，上气喘逆；久寒惊悸；痂疥、白秃疡气；杀皮肤小虫。生川谷。

【译文】

　　荩草，味苦，性平。主治久咳，哮喘气逆，久寒惊悸，痂疥疮、白秃疮，能杀灭皮肤中的寄生虫。产于山川河谷地带。

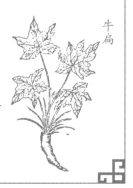

牛扁

牛扁

产地分布： 新疆东部、山西、河北、内蒙古。

成熟周期： 春、球季采挖。

形态特征： 根近直立，圆柱形。茎高55~90厘米，生2~4枚叶。叶片肾形或圆肾形，三全裂，末回小裂片三角形或狭披针形。顶生总状花序，具密集的花。

功　　效： 清热解毒，杀虫。

【原文】

　　牛扁，味苦，微寒。主身皮疮热气，可作浴汤。杀牛虱小虫，又疗牛病。生川谷。

【译文】

　　牛扁，味苦，性微寒。主治身体皮肤热疮，可制作浴汤洗澡。能杀灭牛虱及小的寄生虫，治疗牛病。产于山川河谷地带。

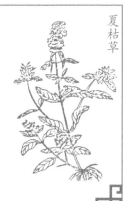

夏枯草

夏枯草

产地分布： 主产于江苏、安徽、浙江、河南。

成熟周期： 夏季果穗呈棕红色时采收。

形态特征： 本品呈棒状，略扁，淡棕色至棕红色。全穗由数轮至10数轮宿萼与苞片组成，每轮有对生苞片2片，呈扇形，先端尖尾状，脉纹明显，外表面有白毛。体轻质脆，微有清香气，味淡。

功　　效： 清火明目，散结消肿。

【原文】

　　夏枯草，味苦、辛，寒。主寒热；瘰疬；鼠瘘；头疮；破症；散瘿结气；脚肿湿痹；轻身。一名夕句，一名乃东。生川谷。

【译文】

　　夏枯草，味苦、辛，性寒。主治身体恶寒发热，瘰疬，鼠瘘，头疮，破症，驱散瘿结之气，治疗小腿肿痛、湿痹证，具有使身体轻巧的功效。又叫作夕句、乃东。产于山川河谷地带。

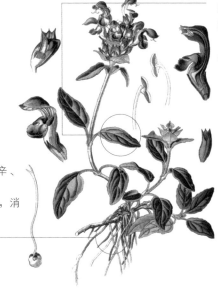

叶　［性味］味辛、苦，性寒，无毒
　　［主治］寒热淋巴结结核，鼠瘘头疮

根　［性味］味辛、苦，性寒，无毒
　　［主治］散瘿结气，消脚肿湿痹

对症下药

病症	配方	功效
明目补肝，治肝虚目痛冷泪不止，羞明怕日光	夏枯草半两、香附子一两，同研末，每次用腊茶汤调服一钱	清火明目
赤白带下	在夏枯草开花时采摘，阴干后碾成末，每次服二钱，饭前服，米汤送下	和营止带
血崩	夏枯草研为末，每次服方寸匕，用米汤调下	清热凉血
汗斑白点	用夏枯草煎成浓汁，每天洗患处	散结消肿

屈草

产地分部：广东、广西、贵州、云南等地。

成熟周期：夏季采收。

形态特征：茎枝圆柱形，多分枝，棕红色至紫红色，表面有纵棱线纹，被短柔毛，断面中空。叶多皱曲，展平后叶片掌状，5-9掌状深裂，裂片近菱形，基部2裂片较小，近披针形，先端长渐尖，基部深凹，表面有伏毛及短柔毛；托叶鞘斜截形，有明显脉纹，膜质，有伏毛。

【原文】

屈草，味苦，微寒。主胸胁下痛；邪气肠间寒热；阴痹。久服轻身，益气耐老。生川泽。

【译文】

屈草，味苦，性微寒。主治胸胁下部疼痛；肠中邪气聚结导致恶寒发热，阴冷痹痛。长期服用能使身体轻巧，气力充沛，延缓衰老。产于河边泽畔的水草丛生处。

皂荚

产地分布：河北、山东、河南、山西、陕西、甘肃等地。

成熟周期：花期3-5月，果期5-12月。

形态特征：落叶乔木或小乔木，高可达30米。枝灰色至深褐色；刺粗壮，圆柱形，常分枝，多呈圆锥状，长达16厘米。叶为一回羽状复叶。荚果带状。

功　　效：能通利九窍，杀灭鬼怪精物。

【原文】

皂荚，味辛、咸，温。主风痹死肌；邪气风头，泪出；利九窍；杀精物。生川谷。

【译文】

皂荚，味辛、咸，性温。主治风湿病症状、肌肉坏死，治疗风邪引起的头痛、流泪不止，能通利九窍、杀灭鬼怪精物。产于山川河谷地带。

巴豆

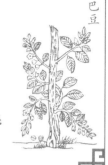

产地分布：浙江南部、福建、江西、湖南、广东等地。

成熟周期：秋季。

形态特征：灌木或小乔木，高3~6米。嫩枝被稀疏星状柔毛，枝条无毛。蒴果椭圆状，长约2厘米，直径1.4~2.0厘米，被疏生短星状毛或近无毛。种子椭圆状，长约1厘米，直径6~7毫米。

功　　效：破除气血郁结，积聚肿块。

【原文】

巴豆，味辛，温。主伤寒；温疟寒热；破症瘕；结聚坚积；留饮痰癖；大腹水胀；荡练五脏六腑，开通闭塞，利水谷道；去恶内；除鬼毒、蛊疰物邪，杀虫鱼。一名巴椒。生川谷。

【译文】

巴豆，味辛，性温。主治伤寒，温疟引起的发寒发热，破除气血郁结，积聚肿块，留饮积食，痰癖，大腹胀满，能清理五脏六腑，疏通体内闭塞，通利水道和谷道，去除腐恶之肉，治疗蛊、鬼疰等严重的传染病，具有毒杀虫鱼的功效。又叫作巴椒。产于山川河谷地带。

蜀椒

产地分布：全国各地。

成熟周期：花期4~5月，果期8~9月或10月。

形态特征：高3~7米的落叶小乔木。果紫红色，单个分果瓣径4~5毫米，散生微凸起的油点，顶端有甚短的芒尖或无。种子长3.5~4.5毫米。

功　　效：祛除邪气，治疗咳嗽。

【原文】

蜀椒，味辛，温。主邪气逆；温中，逐骨节皮肤死肌；寒湿痹痛；下气。久服之，头不白，轻身增年。生川谷。

【译文】

蜀椒，味辛，性温。主要功效是祛除邪气，治疗咳嗽气逆，可温补内脏，治疗骨节及皮肤麻木不仁的症状，逐除寒湿痹痛，具有排除体内瘴气的作用。长期服用能使头发不白，身体轻捷，延年益寿。产于山川河谷地带。

对症下药

病症	配方	功效
器脏伤悫	蜀椒炒去汁，捣取红末一斤，生地取自然汁煎至一升，名椒红丸	温补内脏
餐泄不化	蜀椒同苍术醋糊丸	治疗气逆
耳聋	蜀椒同巴豆、菖蒲、松脂、黄蜡为梃，纳耳中，一日一易	祛除邪气

柳华

产地分布：我国南方各省区。
成熟周期：每年的2-3月开花。
形态特征：叶互生，线状披针形，两端尖削，边缘具有腺状小锯齿，表面浓绿色，背面为绿灰白色。花开于叶后，雄花序为荑萸花序，有短梗，略弯曲。果实成熟后2瓣裂，种子多枚，种子上具有一丛绵毛。
功　　效：除痰明目，清热祛风。

柳

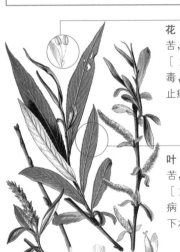

花 [性味]味苦，性寒，无毒
[主治]解丹毒，治腹内血，止痛

叶 [性味]味苦，性寒，无毒
[主治]天行热病，阴虚发热，下水气

【原文】

柳华，味苦，寒。主风水；黄疸，面热黑。一名柳絮。叶，主马疥痂疮。实，主溃痈，逐脓血。子汁，疗渴。生川泽。

【译文】

柳华，味苦，性寒。主治水肿，黄疸病，面部发黑发热。又叫作柳絮。柳叶可以治疗马疥疮痂结。柳实主治疮痈破溃，逐除脓血。柳子汁治疗口渴。产于河边泽畔的水草丛生处。

楝实

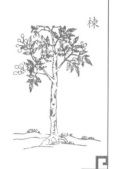

棟

产地分布：甘肃、河南、湖北、湖南、广西、四川、贵州、云南等地。

成熟周期：花期3-4月，果期10-11月。

形态特征：高10余米；幼枝密被褐色星状鳞片，老时无，暗红色，具皮孔，叶痕明显。核果大，椭圆状球形，长约3厘米，宽约2.5厘米，果皮薄，熟后淡黄色；核稍坚硬，6~8室。

功　　效：通利小便水道。

【原文】

楝实，味苦，寒。主温疾、伤寒大热，烦狂；杀三虫；疗疡；利小便水道。生山谷。

【译文】

楝实，味苦，性寒。主治温病、伤寒、发高热、心中烦闷、狂燥，可杀灭蛔、赤、蛲三种寄生虫，治疗疥疮，具有通利小便水道的功效。产于山中的深谷处。

莽草

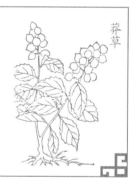

莽草

产地分布：长江下游以南各省。

成熟周期：4-7月采摘。

功　　效：清热解毒，消肿止痛。

【原文】

莽草，味辛，温。主风头；痈肿、乳肿，疝瘕，除结气；疗疮；杀虫鱼。生山谷。

【译文】

莽草，味辛，性温。主治风邪头痛，痈肿，乳房肿胀，疝瘕，祛除郁结的邪气，治疗疥疮瘙痒，能毒杀虫鱼。产于山中的深谷处。

郁李仁

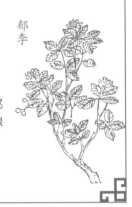

郁李

产地分布：华北、东北、华中、华南均有分布。

成熟周期：5-6月采根。

形态特征：小枝纤细而柔。叶卵形或宽卵形，少有披针形，先端长尾状，基部圆形，边缘有锐重锯齿；托叶条形，边缘具腺齿，早落。花瓣粉红色或近白色。核果近球形，暗红色，光滑而有光泽。

功　　效：润肠缓下，利尿，治浮肿脚气。

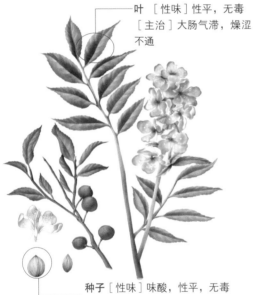

叶 [性味]性平，无毒
[主治]大肠气滞，燥涩不通

种子 [性味]味酸，性平，无毒
[主治]主大腹水肿；面目、四肢浮肿

【原文】

郁李仁，味酸，平。主大腹水肿；面目、四肢浮肿，利小便水道。根，主齿肿，龋齿，坚齿。一名爵李。生高山、川谷及丘陵上。

【译文】

郁李仁，味酸，性平。主治腹部水肿胀满，面目及四肢浮肿，能通利小便水道。它的根主治牙龈肿痛、龋齿，具有坚固牙齿的作用。又叫作爵李。产于高山、河谷、丘陵。

雷丸

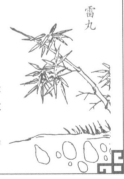

雷丸

成熟周期：秋季采挖。

形态特征：干燥的菌核为球形或不规则的圆块状，大小不等，直径1～2厘米。表面呈紫褐色或灰褐色，全体有稍隆起的网状皱纹。质坚实而重，不易破裂。

功　　效：杀灭蛔、赤、蛲等各种寄生虫，祛除恶毒邪气，消散胃中热邪。

雷丸，味苦，寒。主杀三虫；逐毒气；胃中热；利丈夫，不利女子；作摩膏，除小儿百病。生山谷土中。

【译文】

雷丸，味苦，性寒。主要功效是杀灭蛔、赤、蛲等各种寄生虫，祛除恶毒邪气，消散胃中热邪，有利于男子，不利于女子；制作成按摩膏使用，能治疗小儿百病。产于山中的深谷处。

梓白皮

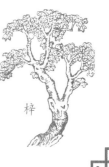

产地分布：中国长江流域及以北地区、东北南部、华北、西北、华中、西南等地。

成熟周期：5-7月采挖。

形态特征：落叶乔木，一般高6米，最高可达15米。树冠伞形，主干通直平滑，呈暗灰色或者灰褐色，嫩枝具稀疏柔毛。

功　　效：清热，解毒，杀虫。

【原文】

梓白皮，味苦，寒。主热，去三虫。叶，捣傅猪疮，饲猪肥大三倍。生山谷。

【译文】

梓白皮，味苦，性寒。主治发热，杀灭蛔、赤、蛲等各种寄生虫。叶子捣烂外敷可治疗猪疮，饲养猪可使它肥壮三倍。产于山中的深谷处。

桐叶

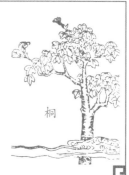

产地分布：我国长江流域各省区。

成熟周期：花期5月，果期10-11月。

形态特征：枝粗壮，无毛。单叶互生，顶端两侧有2枚淡红色腺体；叶片卵形或卵状圆形，基部心形或截形，顶端尖或急尖，幼嫩时两面被黄褐色短柔毛。

功　　效：治痈疽、疔疮、创伤出血。

【原文】

桐叶，味苦，寒。主恶蚀疮，著阴。皮，主五痔；杀三虫。花，主傅猪疮。饲猪肥大三倍。生山谷。

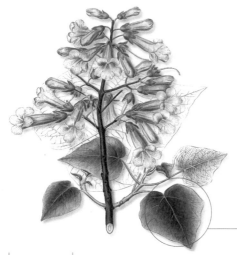

【译文】

桐叶，味苦，性寒。主治恶性疮疡，阴蚀疮。皮，主治各种类型的痔疮，能杀灭蛔、赤、蛲等寄生虫。花，外敷可治疗猪疮。喂养猪使它肥壮三倍。产于山中的深谷处。

叶 ［性味］ 味苦，性寒，无毒
　　［主治］ 恶蚀疮，着阴，消肿毒，生发

对症下药

病症	配方	功效
手足浮肿	桐叶煮汁浸泡，同时饮少许汁。汁中加小豆效果更好	消肿止痛
痈疽发背	用桐叶在醋中蒸过贴患处。逐渐生肉收口，有特效	退热止痛
头发脱落	桐叶一把、麻子仁三升，加淘米水煮开五六次，去渣，每日洗头部，则头发渐长	营养头发
眼睛发花	桐花、酸枣仁、玄明粉、羌活各一两，共研末，每服二钱，水煎，连滓服下。一天三次	明目

石南

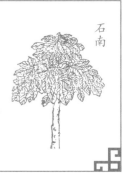

石南

产地分布：陕西、甘肃、河南、江苏、安徽、浙江等地。

成熟周期：7-11月采收。

形态特征：枝褐灰色，全体无毛；冬芽卵形，鳞片褐色，无毛。叶片革质，长椭圆形、长倒卵形或倒卵状椭圆形。

功　　效：补养肾气，杀蛊毒，破除积聚，逐除风痹。

【原文】

石南，味辛，平。主养肾气，内伤阴衰，利筋骨皮毛。实，杀蛊毒；破积聚；逐风痹。一名鬼目。生山谷。

【译文】

石南，味辛，性平。能补养肾气，治疗内脏劳伤、阴精衰竭，有利于强健筋骨皮毛。果实，能杀蛊毒，破除积聚，逐除风痹。又叫作鬼目。产于山中的深谷处。

黄环

【原文】

黄环，味苦，平。主蛊毒；鬼疰鬼魅邪气在脏中；除逆寒热。一名凌泉，一名大就。生山谷。

【译文】

黄环，味苦，性平。主治蛊毒，鬼疰，邪气聚积在脏腑之中，治疗咳嗽气喘，消除身体恶寒发热。又叫作凌泉、大就。产于山中的深谷处。

溲疏

产地分布：主产于我国西南部。
成熟周期：花期5-6月，果期10-11月。
形态特征：落叶灌木，稀半常绿，高达3米。蒴果近球形，顶端扁平具短喙和网纹。
功　　效：祛除邪热之气。

【原文】

溲疏，味辛，寒。主身皮肤中热，除邪气；止遗溺。可作浴汤。生山谷及田野、故丘墟地。

【译文】

溲疏，味辛，性寒。主治身体及皮肤中的热邪之气，祛除邪气，使遗尿现象停止。可制作浴汤擦洗身体。产于山谷、田野、土丘、废墟等处。

鼠李

产地分布：黑龙江、吉林、辽宁、河北、山西。

形态特征：落叶小乔木或开张的大灌木，高可达10米。树皮灰
褐色，小枝褐色而稍有光泽，顶端有大形芽。

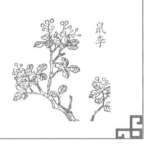

鼠李

【原文】

鼠李，主寒热；瘰疬疮。生田野。

【译文】

鼠李，主治身体恶寒发热，瘰疬疮。产于田地、原野之上。

松萝

产地分布：黑龙江、吉林、内蒙古、陕西、甘肃、浙江等地。

成熟周期：6-9月采收。

形态特征：表面淡绿色至淡黄绿色，枝体基部直径约3毫米，主枝粗3～4毫米，次生分枝
整齐或不整齐多回二叉分枝，枝圆柱形，少数末端稍扁平或棱角。枝干具环
状裂隙，如脊椎状。

功　　效：清热解毒，止咳化痰。

【原文】

松萝，味苦，平。主瞋怒，邪气；止虚汗；头风；女子阴寒肿痛。一名女萝。
生山谷。

【译文】

松萝，味苦，性平。主治脾气暴躁，祛除邪气，能止虚汗、治疗头风，女子阴
寒肿痛。又叫作女萝。产于山中的深谷处。

药实根

【原文】

药实根，味辛，温。主邪气诸痹疼酸；续绝伤，补骨髓。一名连木。生山谷。

【译文】

药实根，味辛，性温。主治邪气痹阻、身体酸疼，能接续筋骨损伤，补益骨髓。又叫作连木。产于山中的深处。

蔓椒

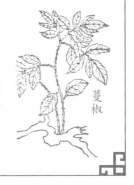

蔓椒

产地分布：主产广东、广西、福建、湖南等地。

形态特征：幼龄植株为直立的灌木，成龄植株攀援于它树上的木质藤本。老茎有翼状蜿蜒而上的木栓层，茎枝及叶轴均有弯钩锐刺。

功　　效：败毒抗癌，消炎止痛。

【原文】

蔓椒，味苦，温。主风寒湿痹，历节疼，除四肢厥气，膝痛。一名家椒。生川谷及丘冢间。

【译文】

蔓椒，味苦，性温。主治风寒湿痹，全身关节疼痛，治疗四肢厥冷、膝部疼痛。又叫作家椒。产于山川河谷或土丘坟墓之上。

栾华

产地分布：中国北部及中部大部分省区。

成熟周期：6~7月采收。

形态特征：落叶乔木或灌木。花瓣4，开花时向外反折，线状长圆形，长5~9毫米，瓣爪长
 1.0~2.5毫米，被长柔毛，瓣片基部的鳞片初时黄色，开花时橙红色，参差不齐的
 深裂，被疣状皱曲的毛。

功　　效：消炎止痛。

【原文】

栾华，味苦，寒。主目痛泪出伤眦，消目肿。生川谷。

【译文】

栾华，味苦，性寒。主治眼睛疼痛流泪、眼角受伤，消除眼部肿痛。产于山川河谷地带。

淮木

【原文】

淮木，味苦，平。主久咳上气，伤中虚羸；女子阴蚀；漏下赤白沃。一名百岁城中木。生山谷。

【译文】

淮木，味苦，性平。主治长期咳嗽气逆，内脏受损、身体虚瘦；治疗女子阴蚀疮；漏下赤白相间之物。又叫作百岁城中木。产于山中的深谷处。

大豆黄卷

产地分布：全国各地。

成熟周期：花期6-7月，果期8-10月。

形态特征：一年生直立草本，高60~180厘米。荚果带状长圆形，略弯，下垂，黄绿色，密生黄色长硬毛。种子2~5颗，黄绿色或黑色，卵形至近球形，长约1厘米。

功　　效：利下水湿，排除痈肿脓血。

【原文】

大豆黄卷，味甘，平。主湿痹筋挛膝痛。生大豆，涂痈肿；煮汁饮，杀鬼毒，止痛。赤小豆，主下水；排痈肿脓血。生平泽。

【译文】

大豆黄卷，味甘，性平。主治湿痹，筋脉挛急，膝部疼痛。生大豆，捣烂外敷能治疗痈肿；煮汁服，能解除鬼毒、消除疼痛。赤小豆，主要功效是利下水湿，排除痈肿脓血。产于平原的水草丛生处。

腐婢

产地分布：华东、中南、华南以至四川、贵州等地。

成熟周期：春、夏、秋季均可采收。

形态特征：直立灌木；幼枝有柔毛，老枝变无毛。叶揉之有臭味，卵状披针形、椭圆形、卵形或倒卵形，长3~13厘米，宽1.5~6.0厘米，顶端急尖至长渐尖，基部渐狭窄下延至叶柄两侧。

功　　效：清热解毒，散肿止血。

【原文】

腐婢，味辛，平。主痎疟寒热邪气；泄利；阴不起；病酒头痛。

【译文】

腐婢，味辛，性平。主治疟疾引起的身体发寒发热，祛除疟邪之气，并可治疗泄痢、阳痿不举、饮酒导致的头痛。

瓜蒂

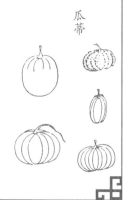

瓜蒂

产地分布：全国各地。

成熟周期：花果期夏季。

形态特征：通常为球形或长椭圆形，果皮平滑，有纵沟纹，或斑纹，无刺状突起，果肉白色、黄色或绿色，有香甜味。种子污白色或黄白色，卵形或长圆形，先端尖，基部钝，表面光滑，无边缘。

功　　效：化痰，消肿，催吐。

【原文】

瓜蒂，味苦，寒。主大水，身面四肢浮肿，下水；杀蛊毒；咳逆上气及食诸果病在胸腹中，皆吐、下之。生平泽。

【译文】

瓜蒂，味苦，性寒。主治严重的水邪，身体面部及四肢浮肿，能消除水湿、消灭蛊毒，治疗咳嗽气逆，饮食不当导致的胸腹中的各种疾病，使腹中之物吐出或泻下。产于平原的水草丛生处。

苦瓠

产地分布：全国各地。

成熟周期：花期夏季，果期秋季。

形态特征：瓠果淡黄白色，长不足10厘米，中部缢细，下部大于上部，呈扁圆球形，上部连接果柄成尖桃形。

功　　效：使水流下，催吐。

【原文】

苦瓠，味苦，寒。主大水，面目、四肢浮肿，下水；令人吐。生川泽。

【译文】

苦瓠，味苦，性寒。主治严重的水邪，面目、四肢浮肿，具有使水流下、催吐的功效。产于河边沼泽的水草丛生处。

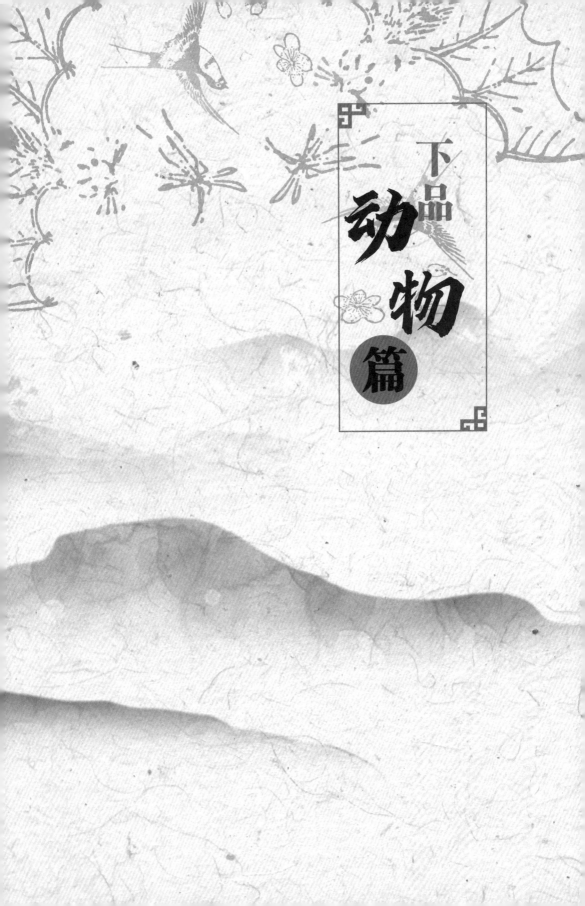

下品

动物篇

六畜毛蹄甲

【原文】

六畜毛蹄甲，味咸，平。主鬼疰；蛊毒，寒热；惊痫癫狂走。骆驼毛尤良。

【译文】

六畜毛蹄甲，味咸，性平。主治鬼疰，蛊毒，身体发寒发热，惊痫，癫疾，痉症，发狂乱走。其中以骆驼毛效果最好。

燕屎

燕

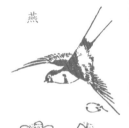

【原文】

燕屎，味辛，平。主蛊毒、鬼疰，逐不祥邪气；破五癃，利小便。生平谷。

【译文】

燕屎，味辛，性平。主治蛊毒、鬼疰，能祛逐不祥的邪气，破除各种癃痹，通利小便。产于平原的谷地之处。

天鼠屎

【原文】

天鼠屎，味辛，寒。主面痈肿，皮肤洗洗时痛；腹中血气，破寒热积聚，除惊悸。一名鼠法，一名石肝。生山谷。

【译文】

天鼠屎，味辛，性寒。主治面部痈肿，皮肤内时时作痛，疏导腹中气血，治疗身体恶寒发热，破除体内积聚，消除惊悸不安。又叫作鼠法、石肝。生活在山中的深谷处。

鼯鼠

【原文】

鼯鼠，主堕胎，令产易。生平谷。

【译文】

鼯鼠，主要功效是堕胎，令妇女顺利生产。生活在平原、山谷中。

伏翼

【原文】

伏翼，味咸，平。主目瞑明目，夜视有精光。久服令人熹乐，媚好；无忧。一名蝙蝠。生川谷。

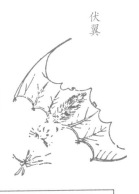

伏翼

【译文】

伏翼，味咸，性平。主治眼睛盲瘴，具有明目的功效，能使夜间视物清晰。长期服用能使人心情愉悦，容光焕发，无忧无虑。又叫作蝙蝠。生活在河流山谷之处。

蛇蜕

【原文】

蛇蜕，味咸，平。主小儿百二十种惊痫，瘈疭癫疾；寒热；肠痔；虫毒；蛇痫。火熬之良。一名龙子衣，一名蛇符，一名龙子单衣，一名弓皮。生川谷及田野。

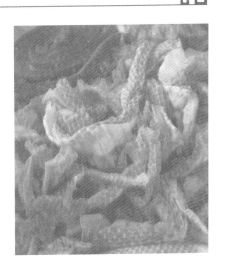

【译文】

蛇蜕，味咸，性平。主治小儿多种惊痫，瘈疭、癫疾，身体发寒发热，肠内生痔，解除虫毒，治疗蛇痫。用火熬制过的疗效好。又叫作龙子衣、蛇符、龙子单衣、弓皮。生活在山谷里及田野之上。

马刀

【原文】

马刀，味辛，微寒。主漏下赤白，寒热；破石淋；杀禽兽贼鼠。生池泽。

【译文】

马刀，味辛，性微寒。主治女子非经期流血，赤白带下，身体恶寒发热，破除石淋症，能杀死禽、兽、贼鼠之类的动物。生活在水塘、沼泽之中。

蟹

蟹

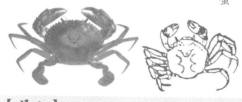

【原文】

蟹，味咸，寒。主胸中邪气热结痛；㖞僻，面肿败漆。烧之致鼠。生池泽。

【译文】

蟹，味咸，性寒。主治胸中邪气郁结作痛，口眼㖞斜，颜面肿痛，败除漆毒。用火烧，可使老鼠聚积。生活在大海、湖泊之中。

虾蟆

【原文】

虾蟆，味辛，寒。主邪气；破症坚血；痈肿，阴疮。服之不患热病。生池泽。

【译文】

虾蟆，味辛，性寒。主要作用是祛除邪气，破除瘀血肿块，治疗痈肿、阴蚀疮。服食虾蟆具有不患急性热病的功效。生活在水塘、沼泽之中。

猬皮

【原文】

猬皮，味苦，平。主五痔；阴蚀，下血赤白五色，血汁不止；阴肿痛引腰背。酒煮杀之。生川谷、田野。

【译文】

猬皮，味苦，性寒。主治各种痔疮，阴蚀疮，阴部出血，赤白带下，颜色交错混杂，并且血流不止，阴部肿痛并牵引腰背。用酒煮后使用。生活在河流谷地及田野之上。

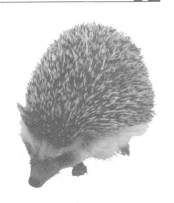

蠮螉

【原文】

蠮螉，味辛。主久聋；咳逆；毒气；出刺；出汗。生川谷。

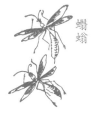
蠮螉

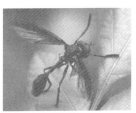

【译文】

蠮螉，味辛。主治长期耳聋，咳嗽气逆，能除毒气，能使肉中之刺自出，能使人发汗。生活在山川河谷地带。

蜣螂

【原文】

蜣螂，味咸，寒。主小儿惊痫瘛疭；腹胀；寒热；大人癫疾、狂阳。一名蛣蜣。火熬之良。生池泽。

【译文】

蜣螂，味咸，性寒。主治小儿惊痫，瘛疭，腹胀，身体发寒发热，大人癫疾，发狂。又叫作蛣蜣。用火熬制使用效果好。生活在池塘沟渠的水草丛生处。

白颈蚯蚓

蚯蚓

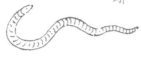

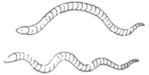

【原文】

白颈蚯蚓，味咸，寒。主蛇瘕；去三虫、伏尸、鬼疰、蛊毒；杀长虫；仍白化作水。生平土。

【译文】

白颈蚯蚓，味咸，性寒。主治蛇瘕，还能杀灭蛔虫、赤虫、蛲虫等寄生虫，治疗伏尸、祛除鬼疰、杀灭蛊毒，可杀死蛔虫。加工后可化为水。生活在平原的土壤内。

蛴螬

蛴螬

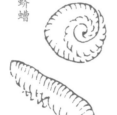

【原文】

蛴螬，味咸，微温。主恶血血瘀痹气；破折血在胁下坚满痛；月闭；目中淫肤；青翳；白膜。一名蟦蛴。生平泽。

【译文】

蛴螬，味咸，性微温。主治死血致使血瘀气阻，可破除胁下折伤瘀血所致坚满疼痛，闭经，并治疗眼中胬肉、青光眼、白内障。又叫作蟦蛴。生活在平原的水草丛生处。

石蚕

【原文】

石蚕，味咸，寒。主五癃；破石淋；堕胎。肉，解结气；利水道；除热。一名沙虱。生池泽。

【译文】

石蚕，味咸，性寒。主治各种癃闭，破除石淋，可堕胎。其肉，能消散体内郁结之气，具有通利水道、祛除热邪的功效。又叫作沙虱。生活在沼泽、湖泊之中。

蛞蝓

【原文】

蛞蝓，味咸，寒。主贼风喝僻，轶筋及脱肛；惊痫挛缩。一名陵蠡。生池泽及阴地、沙石、垣下。

【译文】

蛞蝓，味咸，性寒。主治中风导致的嘴眼喝斜，筋脉突起及脱肛，治疗惊痫、四肢挛急。又叫作陵蠡。生活在池塘沟渠的水草丛生处。

樗鸡

【原文】

樗鸡，味苦，平。主心腹邪气；阴痿；益精强志；生子；好色；补中轻身。生川谷。

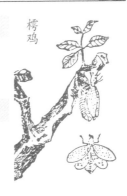

樗鸡

【译文】

樗鸡，味苦，性平。主治心腹之间的邪气，男子阳痿，具有补益精气、提高记忆力、增强生育能力、使人容光焕发、补中益气、使身体轻巧的功效。生活在山川河谷地带。

斑猫（斑蝥）

【原文】

斑猫，味辛，寒。主寒热；鬼疰；蛊毒；鼠瘘；恶疮；疽蚀死肌；破石癃。一名龙尾。生川谷。

【译文】

斑猫，味辛，性寒。主治身体恶寒发热，鬼疰，蛊毒，鼠瘘疮、恶疮、疽、蚀疮、肌肉坏死，破除石淋癃闭。又叫作龙尾。生活在山川河谷地带。

雀瓮

【原文】

雀瓮，味甘，平。主小儿惊痫；寒热；结气；蛊毒、鬼疰。一名躁舍。生树枝间。

【译文】

雀瓮，味甘，性平。主治小儿惊痫，身体发寒发热，体内有邪气郁结，解除蛊毒、治疗鬼疰。又叫作躁舍。生活在树枝之间。

蝼蛄

【原文】

蝼蛄，味咸，寒。主产难；出肉中刺；溃痈肿；下哽噎；解毒，除恶疮。一名蟪蛄，一名天蝼，一名螜。夜出者良。生平泽。

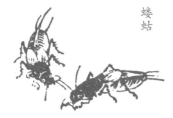

【译文】

蝼蛄，味咸，性寒。主治难产，使肉中刺自出，痈肿破溃，使哽噎得下，具有解毒、治疗恶疮的功效。又叫作蟪蛄、天蝼、螜。药性以夜间出来活动的为佳。生活在平原的水草丛杂处。

马陆

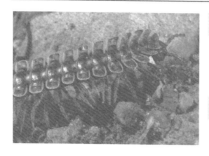

【原文】

马陆，味辛，温。主腹中大坚症；破积聚；息肉；恶疮；白秃。一名百足。生川谷。

【译文】

马陆，味辛，性温。主治腹中大的坚硬肿块，破除体内积聚，消除息肉，治疗恶疮、白秃疮。又叫作百足。生活在山川河谷地带。

蜈蚣

【原文】

蜈蚣，味辛，温。主鬼疰；蛊毒；噉诸蛇、虫、鱼毒；杀鬼物老精；温疟；去三虫。生川谷。

【译文】

蜈蚣，味辛，性温。主治鬼疰，蛊毒，能解除蛇、虫、鱼等各种毒，治疗神志虚妄，温疟，去除蛔、赤、蛲等各种寄生虫。生活在山川河谷地带。

地胆

【原文】

地胆，味辛，寒。主鬼疰；寒热；鼠瘘、恶疮死肌；破症瘕；堕胎。一名蚖青。生川谷。

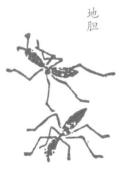

地胆

【译文】

地胆，味辛，性寒。主治鬼疰，身体发寒发热，鼠瘘，恶疮，肌肉坏死，破除症瘕，可以堕胎。又叫作蚖青。生活在山川河谷地带。

萤火

【原文】

萤火，味辛，微温。主明目；小儿火疮；伤热气；蛊毒；鬼疰；通神精。一名夜光。生阶地、池泽。

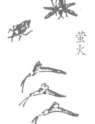

萤火

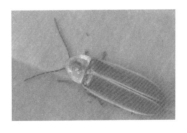

【译文】

萤火，味辛，性微温。主要功效是提高视力，治疗小儿火疮、热伤、蛊毒、鬼疰，使人神清气爽。又叫作夜光。生活在山区、沟渠、池塘的水草丛生处。

衣鱼

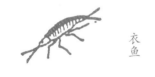

衣鱼

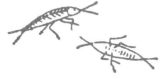

【原文】

　　衣鱼，味咸，温。主妇人疝瘕，小便不利；小儿中风，项强背起，摩之。一名白鱼。生平泽。

【译文】

　　衣鱼，味咸，性温。主治妇人疝瘕、小便不利、小儿外感中风、项背强急，可摩擦患处。又叫作白鱼。生活在水草丛杂的平地上。

鼠妇

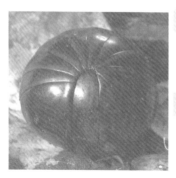

【原文】

　　鼠妇，味酸，温。主气癃不得小便；妇女月闭血瘕；痫痓；寒热；利水道。一名负蟠，一名蚰蜒。生平谷。

【译文】

　　鼠妇，味酸，性温。主治气癃，小便不通，妇女闭经有瘀血肿块，癫痫抽搐，身体发寒发热，能通利水道。又叫作负蟠、蚰蜒。生活在平原的坑穴之中。

水蛭

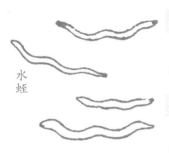

水蛭

【原文】

　　水蛭，味咸，平。主逐恶血；瘀血月闭；破血瘕积聚，无子；利水道。生池泽。

【译文】

　　水蛭，味咸，性平。能祛逐恶血，消散瘀血，治疗闭经，破除体内血瘕积聚，治疗不孕症，能使水道通利。生活在池塘、沟渠之中。

木虻

【原文】

　　木虻，味苦，平。主目赤痛，眦伤泪出；瘀血血闭，寒热；酸㶧；无子。一名魂常。生川泽。

【译文】

　　木虻，味苦，性平。主治眼睛疼痛发红，眼角受伤流泪，治疗瘀血闭经、身体恶寒发热、心悸、不孕症。又叫作魂常。生活在河边沼泽的水草丛生处。

蜚虻

【原文】

　　蜚虻，味苦，微寒。主逐瘀血，破下血积、坚痞、症瘕寒热；通利血脉及九窍。生川谷。

【译文】

　　蜚虻，味苦，性微寒。主要功效是活血化瘀，破除血积、坚硬痞块、症瘕引起的恶寒发热，能通利血脉九窍。生活在山川河谷地带。

蜚蠊

【原文】

　　蜚蠊，味咸，寒。主血瘀症坚寒热，破积聚；喉咽闭；内寒无子。生川泽。

【译文】

　　蜚蠊，味咸，性寒。主治血瘀积聚，身体发寒发热，能破除体内积聚，治疗咽喉肿痛、子宫寒闭不孕。生活在河边沼泽的水草丛生处。

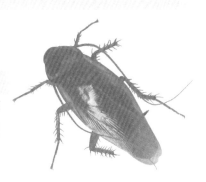

䗪虫

【原文】

䗪虫，味咸，寒。主心腹寒热洗洗，血积症瘕；破坚下血闭，生子，尤良。一名地鳖。生川泽。

【译文】

䗪虫，味咸，性寒。主治心腹间发寒发热，破除血瘀肿块，攻克顽固的闭经，使人具有生育能力，效果非常好。又叫作地鳖。生活在河边沼泽的水草丛生处。

贝子

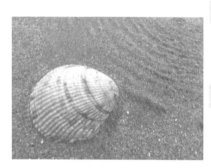

【原文】

贝子，味咸，平。主目翳；鬼疰；蛊毒，腹痛，下血；五癃，利水道。烧用之良。生池泽。

【译文】

贝子，味咸，性平。主治眼睛内翳障，治疗鬼疰、蛊毒、腹部疼痛、大便下血、各种癃闭，可通利水道。烧后使用效果更好。生活在大海、湖泊、沼泽之中。

下品

矿物篇

孔公孽

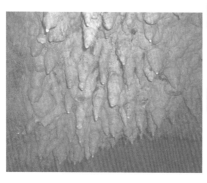

【原文】

孔公孽,味辛,温。主伤食不化,邪结气,恶疮、疽、瘘、痔;利九窍,下乳汁。生山谷。

【译文】

孔公孽,味辛,性温。主治积食不消化,邪气郁结,治疗恶疮、疽、瘘、痔疮等症,具有通利九窍、使乳汁流出的功效。产于山中的深谷处。

殷孽

【原文】

殷孽,味辛,温。主烂伤瘀血,泄痢,寒热,鼠瘘,症瘕结气。一名薑石。生山谷。

【译文】

殷孽,味辛,性温。主治伤口糜烂有瘀血,腹泻痢疾,身体恶寒发热,鼠瘘,症瘕使气血郁结。又叫作薑石。产于山中的深谷处。

铁精

【原文】

铁精,平。主明目;化铜。

【译文】

铁精,性平。主要功效是增强视力,能化铜。

铁落

　　铁落，味辛，平。主风热；恶疮；疡疽；疮痂；疥气在皮肤中。

【译文】

　　铁落，味辛，性平。主治风伤热邪之症，恶疮溃烂流脓，消除疽、疮、痂疥等症，可消除皮肤中瘙痒感。

铁

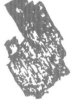

铁

【原文】

　　铁，主坚肌耐痛。生平泽。

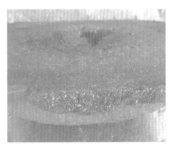

【译文】

　　铁，主要功效为使肌肉坚实，耐受疼痛。产于平地水草丛生处。

铅丹

【原文】

铅

　　铅丹，味辛，微寒。主吐逆胃反，惊痫癫疾；除热；下气。炼化还成九光。久服通神明。生平泽。

【译文】

　　铅丹，味辛，性微寒。主治呕吐、反胃，惊痫、癫疾，具有祛除热邪、排出郁结之气的功效。炼化之后能变化出九色光。长期服用可使人神清气爽。产于平地而有蓄水的地方。

粉锡

【原文】

粉锡，味辛，寒。主伏尸；毒螫，杀三虫，一名解锡。

【译文】

粉锡，味辛，性寒。主治伏尸症，能解除虫毒螫咬，杀灭蛔、赤、蛲三种寄生虫。又叫作解锡。

锡镜鼻

【原文】

锡镜鼻，主女子血闭，症瘕伏肠；绝孕。生山谷。

【译文】

锡镜鼻，主治女子经闭，症瘕结于肠内，可使妇女不怀孕。产于山中的深谷处。

代赭石

【原文】

代赭石，味苦，寒。主鬼疰，贼风，蛊毒；杀精物恶鬼；腹中毒邪气，女子赤沃漏下。一名须丸。生山谷。

【译文】

代赭石，味苦，性寒。主治鬼疰、贼风侵袭、蛊毒，能杀灭恶鬼妖精，祛除腹中郁结的毒邪之气，以及治疗女子赤带漏下。又叫作须丸。产于山中的深谷处。

病症	配方	功效
伤寒汗吐下后，心下痞硬，噫气不除	代赭石同旋覆花、人参、半夏、生姜、大枣、甘草	祛逐寒气
哮喘，睡卧不得	用代赭石研成细末，米醋调服，时时进一二服	止咳化痰
肠风下血，吐血、流鼻血	用代赭石一两，火煅、醋淬多次，研细。每服一钱，开水送下	止鼻血
各种疮疖	代赭石、铅丹、牛皮胶，等份为末，冲入一碗好酒，等澄清后，取酒服。沉渣敷患处，干了就换	化脓止血

戎盐

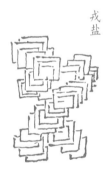

戎盐

【原文】

戎盐，主明目，目痛；益气，坚肌骨；去蛊毒。

【译文】

戎盐，主要功效是增强视力，治疗眼睛疼痛，增益气血，强肌坚骨，杀灭蛊毒。

大盐

【原文】

大盐，令人吐。

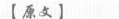【译文】

大盐，具有催吐功效。

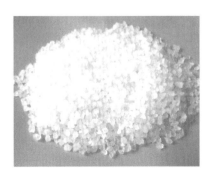

卤醎

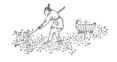

卤醎

【原文】

卤醎，味苦，寒。主大热消渴，狂烦；除邪及下蛊毒；柔肌肤。生池泽。

【译文】

卤醎，味苦，性寒。主治身体高热、消渴，精神发狂、烦躁，能够祛除邪气、排出蛊毒，使肌肤柔韧。产于池塘、湖泊。

青琅玕

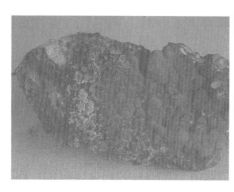

【原文】

青琅玕，味辛，平。主身痒；火疮，痈伤；疥瘙；死肌。一名石珠。生平泽。

【译文】

青琅玕，味辛，性平。主治身体皮肤瘙痒，被火灼伤形成疮、痈伤、疥疮、瘙痒、肌肉麻木坏死。又叫作石珠。产于平地河流、湖泊等积水处。

礜石

【原文】

礜石，味辛，大热。主寒热鼠瘘；蚀疮死肌；风痹；腹中坚癖；邪气；除热。一名青分石，一名立制石，一名固羊石。出山谷。

【译文】

礜石，味辛，性大热。主治身体恶寒发热，鼠瘘，去除蚀疮、坏死的肌肤，风痹证，腹中癖积坚硬，能消除邪气，去除热邪。又叫作青分石、立制石、固羊石。产于山中的深谷处。

石灰

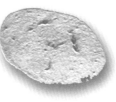
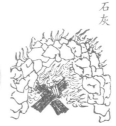

石灰

【原文】

石灰，味辛，温。主疽疡疥瘙；热气恶疮；癫疾死肌堕眉；杀痔虫；去黑子、息肉。一名恶灰。生山谷。

【译文】

石灰，味辛，性温。主治疽疮溃疡、疥疮瘙痒，热邪导致的恶性疮疡，麻风病、肌肤坏死、眉毛脱落，能杀灭痔虫，去除黑痣、息肉。又叫作恶灰。产于山中的深谷处。

白垩

【原文】

白垩，味苦，温。主女子寒热症瘕，月闭积聚。生山谷。

【译文】

白垩，味苦，性温。主治女子恶寒发热、症瘕，经闭而体内有郁积。产于山中的深谷处。

冬灰

【原文】

冬灰，味辛，微温。主黑子、去肬、息肉、疽蚀、疥瘙。一名藜灰。生川泽。

【译文】

冬灰，味辛，性微温。主要能去除黑痣、赘疣、息肉，治疗疽疮、溃烂、疥疮瘙痒。又叫作藜灰。产于河边池泽等水草丛生处。